Handbuch Bildungscontrolling

Steuerung von Bildungsprozessen in Pflegeschulen und Schulen für Gesundheitsberufe in der VUCA-Welt

AF187191

Bildung mit Profil und Mehrwert #1

Über den Autor:

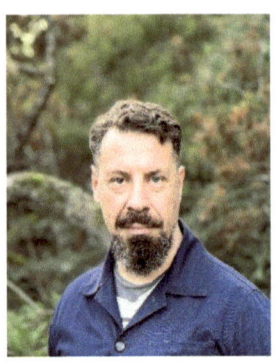

Ulrich Wirth ist Bildungsmanager und verantwortet seit zwei Jahrzehnten in privatwirtschaftlichen Unternehmen und universitären Bildungszentren der Gesundheitswirtschaft das Betriebliche Bildungsmanagement: Aus-, Fort- und Weiterbildung, Fachkräftesicherung, Bildungsmarketing, Personal-, Organisations- und Unternehmenskulturentwicklung.

Seit 2014 leitet er das Schulzentrum des Universitätsklinikums des Saarlandes in Homburg (Saar), zuvor die Schulen für Gesundheitsfachberufe der Universitätsmedizin der Johannes Gutenberg-Universität Mainz und die Höhere Berufsfachschule für Medizinische Dokumentationsassistenten der Euro-Schulen Trier.

Als Trainer und Moderator erarbeitet er mit Unternehmen Lösungen, um deren Wandel zu unternehmerisch vorausschauend handelnden Bildungseinrichtungen zu gestalten. Als Autor schreibt er über New Work im Gesundheitswesen, Bildungsmanagement mit all seinen Facetten, Leadership und Healthcare Social Media. Zu seinen Lieblingsthemen zählen Bildung mit Profil und Mehrwert, Akademisierung und Digitalisierung. Er war langjähriger Mitherausgeber der »mdi – Forum für Medizin_Dokumentation und Medizin_Informatik«. Er arbeitet im Saarland und lebt in der malerischen Südwestpfalz.

Auf diese Tätigkeiten hat er sich an den Universitäten Trier und Oldenburg, in der Unternehmenskommunikation der Volkswagen AG, postgradual als Volontär in der Abteilung Archive und Informationsprodukte der Frankfurter Allgemeine Zeitung GmbH und als Information Specialist am Potsdamer Institut für Information und Dokumentation (IID) bestens vorbereitet.

Ulrich Wirth

Handbuch Bildungscontrolling

Steuerung von Bildungsprozessen in Pflegeschulen und Schulen für
Gesundheitsberufe in der VUCA-Welt

Bildung mit Profil und Mehrwert #1

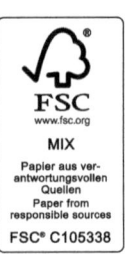

Bibliografische Information der Deutschen Nationalbibliothek:

Die Deutsche Nationalbibliothek verzeichnet diese Publikation in der Deutschen Nationalbibliografie; detaillierte bibliografische Daten sind im Internet über https://www.dnb.de abrufbar.

© 2023 Ulrich Wirth

Herstellung und Verlag: BoD – Books on Demand, Norderstedt

ISBN: 978-3746063775

Titelbild: Fußbodenmosaik in der Sendehalle von Radio-Télévision Europe N° 1, Berus, fotografiert von Ulrich Wirth, Winterbach (Pfalz)

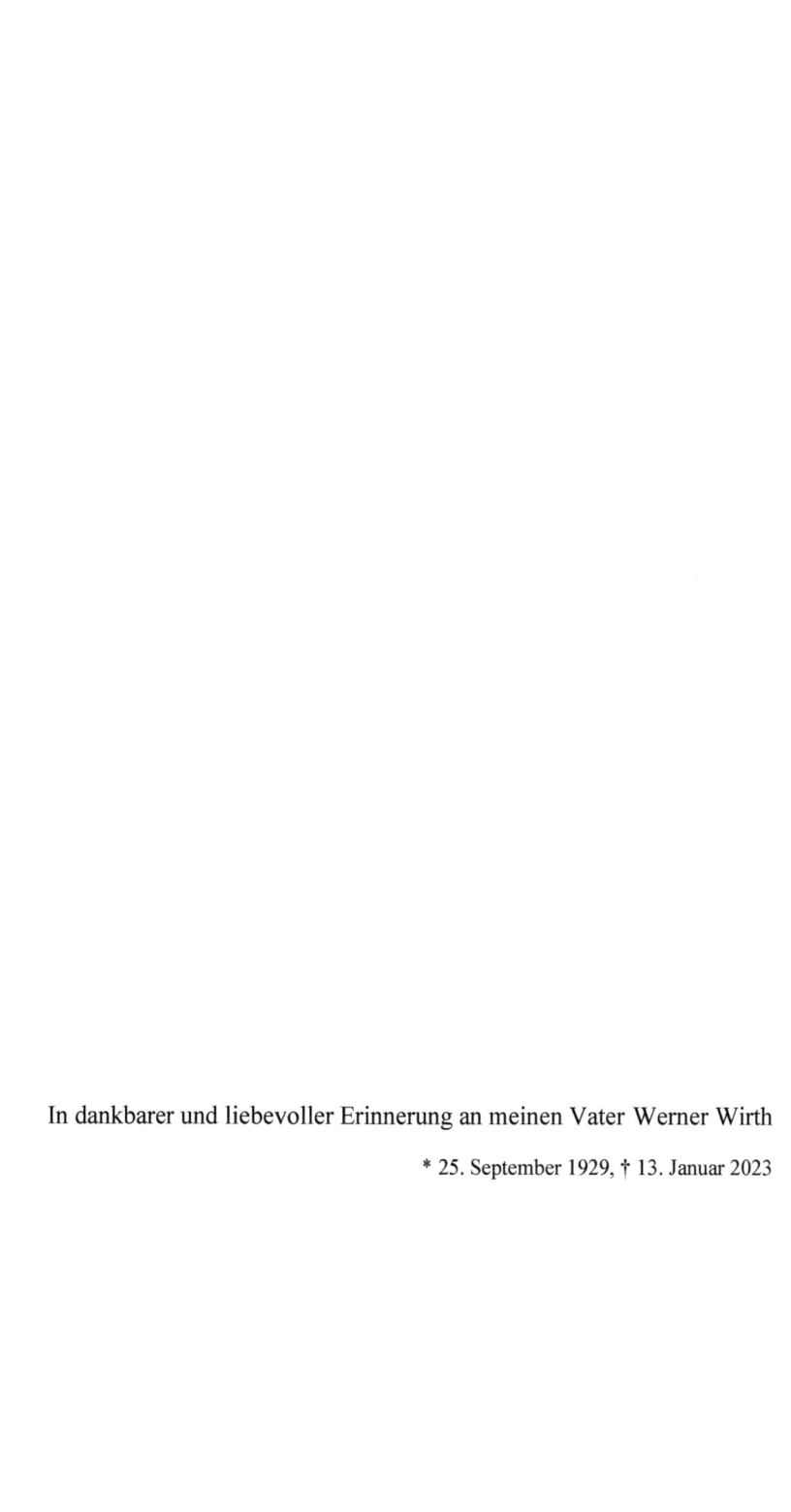

In dankbarer und liebevoller Erinnerung an meinen Vater Werner Wirth

* 25. September 1929, † 13. Januar 2023

»What gets measured gets done.«

Peter Drucker: The Practice of Management. New York 1954.

»Ever heard the phrase ›What gets measured gets done?‹ It gets tossed around when someone is trying to convince you of adding a metric to your project or scorecard. It sounds good, doesn't it? If we can measure X, then we will achieve the performance we want. […]

It is not that easy. Simply measuring something does not ensure that some action will then take place. […]

There is a lot more that goes into any process than just measurement. There are three fundamental practices that are needed for your scoreboard or dashboard to be effective:

1. The goals and metrics you are measuring have to align with corporate goals. […]

2. Demonstrate the link between the metrics and the overall corporate goals. […]

3. Leadership has to follow-up – simply measuring something will NEVER ensure an action (or actions) ›gets done‹.«

Jeff Slater: What Gets Measured Gets Done.

Inhaltsverzeichnis

Vorwort

Kinder wie die Zeit vergeht! Fast ein Jahrzehnt ist seit Erscheinen von »Ausbildungscontrolling in Schulen für Gesundheitsfachberufe. Eine praktische Handreichung für Bildungsmanager im Gesundheitswesen« vergangen. In der Zwischenzeit hat sich gesamtgesellschaftlich, nicht nur schulgesetzlich, so viel ereignet, so dass mir eine komplette Überarbeitung notwendig erschien.

Aus der historischen Tatsache, dass das unternehmerische Umfeld alle zehn bis 20 Jahre eine fundamentale Verschiebung erlebt, ergeben sich durchaus Neubewertungen und auch neue Geschäftschancen. Es gibt klare Anzeichen dafür, dass sich der Bildungsmarkt in einem solchen Umbruch befindet. Kluge Bildungsmanager sollten sich fragen, welche Auswirkungen das haben wird – und sich darauf vorbereiten. Eine *Handreichung zu Bildungscontrolling*, so noch der Untertitel des Vorgängerwerks, mag dieser Vorbereitung dienen.

Aus der bescheidenen Handreichung von 2014 ist zwischenzeitlich ein veritables Buch geworden, »Handbuch Bildungscontrolling. Steuerung von Bildungsprozessen in Pflegeschulen und Schulen für Gesundheitsberufe in der VUCA-Welt« hat gegenüber seinem Vorgänger jetzt sieben Kapitel und 48 Seiten mehr. Was ist genau passiert?

1. Gesetze und dadurch auch die Ausbildungsberufe haben sich verändert:

- Den Anfang hat das »Gesetz über die Pflegeberufe (Pflegeberufegesetz - PflBG)« gemacht, welches am 17. Juli 2017 erlassen wurde und das »Gesetz über die Berufe in der Krankenpflege (Krankenpflegegesetz - KrPflG)« abgelöst hat. Aus drei mach neu – an Stelle der drei bislang getrennt geregelten Ausbildungen in der Gesundheits- und Kranken-, Gesundheits- und Kinderkranken- und Altenpflege ist die generalistische Pflegeausbildung getreten, die zum Abschluss „Pflegefachmann" bzw. „Pflegefachfrau" führt.

- Das hat sich auf die ehemaligen Ausbildungen Krankenpflegehilfe und Altenpflegehilfe ausgewirkt, jedoch sucht man eine bundeseinheitliche Pflegeassistenzausbildung bislang vergeblich: Die Ausbildungen dauern zwischen 12 und 24 Monaten und sind lediglich ländermäßig geregelt, im Saarland etwa durch das »Gesetz über die Einführung der Ausbildung zur Pflegeassistentin und zum Pflegeassistenten«, im benachbarten Rheinland-Pfalz werden nach wie vor Gesundheits- und Krankenpflegehelfer bzw. Altenpflegehelfer ausgebildet.

- Das »Gesetz über den Beruf der Hebamme und des Entbindungspflegers (Hebammengesetz - HebG)« ist durch das »Gesetz über das Studium und den Beruf von Hebammen (Hebammengesetz - HebG)« abgelöst worden, wodurch die Hebammenausbildung de facto akademisiert worden ist. Aus den ehemaligen »Schulen für Hebammen und Entbindungspflege« wurden »verantwortliche Praxiseinrichtungen«, die mit Hochschulen kooperieren. Die Durchführung der Ausbildung ist noch bis zum 31. Dezember 2027 möglich.

- Das »Gesetz über den Beruf des pharmazeutisch-technischen Assistenten (PTA-Berufsgesetz – PTAG)« ist durch das »Gesetz zur Weiterentwicklung des Berufsbildes und der Ausbildung der pharmazeutisch-technischen Assistentinnen und pharmazeutisch-technischen Assistenten (PTA-Reformgesetz – PTAGEG)« abgelöst worden.

- Schließlich ist das »Gesetz über technische Assistenten in der Medizin (MTA-Gesetz - MTAG)« vom »Gesetz über die Berufe in der medizinischen Technologie (MT-Berufe-Gesetz - MTBG)« abgelöst worden.

2. Das »Gesetz zur wirtschaftlichen Sicherung der Krankenhäuser und zur Regelung der Krankenhauspflegesätze (Krankenhausfinanzierungsgesetz - KHG)«[1] wurde um die Berufe Anästhesietechnischer Assistent[2] (ATA) und Operationstechnischer Assistent (OTA) ergänzt, weil beiden Berufen zum Stichtag 1. Januar 2022 die staatliche Anerkennung zuerkannt worden war (was auch längst überfällig gewesen war).

Im Kanon der Gesundheitsfachberufe finden sich damit Ergotherapeuten, Diätassistenten, Hebammen, Krankengymnasten und Physiotherapeuten, Pflege-fachmänner, Gesundheits- und Kinderkrankenpfleger, die Berufe im Bereich der Pflegehilfe und -assistenz (Krankenpflegehelfer, Pflegehelfer, Pflegeassistent, Pflegefachassistent), medizinische Technologen der Fachrichtungen Laboratoriumsanalytik, Radiologie und Funktionsdiagnostik, Logopäden, Orthoptisten, Anästhesie-technische und Operationstechnische Assistenten.

3. Rettungsassistenten, Podologen, Heilerziehungspfleger oder Fachkräfte für Medizinprodukteaufbereitung (FMA) – ein relativ neuer Beruf, der auf die

---

[1] Online im Internet: https://www.gesetze-im-internet.de/khg/ [Datum des Zugriffs: 2023-02-01].

[2] Bei der Verwendung maskuliner Termini ist die feminine Variante impliziert. Die genutzten Begriffe sind Funktionsbegriffe und werden nicht geschlechtsspezifisch differenziert.

staatliche Anerkennung hoffentlich nicht so lange warten muss wie ATAs und OTAs – sind nach wie vor kein Gegenstand im KHG.

4. Controlling scheint in der Literatur zum *modernen* Management von Pflege- und Gesundheitsschulen nach wie vor keine Rolle zu spielen.[3]

5. Schulleitungen sind auch weiterhin Menschen, die aus Fachkarrieren stammen. Auf der Basis des erlernten Gesundheitsfachberufs und mehrjähriger Berufserfahrung wird ein berufspädagogisches (z.B. Pflegepädagogik, Medizinpädagogik) oder professionsspezifisches (z.B. Master of Science in Midwifery, Master of Science Physiotherapiewissenschaft o.ä.) Studium angehängt. Betriebswirtschaftslehre, sprich: *Marketing, Entrepreneurship, Rechnungswesen* oder eben *Controlling* spielen in der Regel keine bis kaum eine Rolle.

6. Die *COVID 19-Pandemie* hat die Fundamente unseres gesellschaftlichen und wirtschaftlichen Miteinanders auf unbestimmte Zeit erschüttert. Im März 2020 war die Lebens- und Arbeitswelt quasi über Nacht sehr komplex geworden: Während der Corona-Pandemie war die Mehrzahl der Schulen für Gesundheitsfachberufe vor große Herausforderungen gestellt, etwa durch die Anordnung des Home Schoolings, welches zum Zeitpunkt der Drucklegung dieses Buchs immer noch möglich ist.

7. *Home Schooling* führt zur Digitalisierung: 2020 waren Schulen mit der Notwendigkeit improvisierter Lösungen konfrontiert worden, wodurch sie deutlich die Probleme, vor allem aber die Potenziale eines flächendeckenden digitalen Unterrichts erlebt haben. Mir persönlich schon länger, spätestens jedoch seit der Pandemie ist klar: Die Zukunft der betrieblichen Aus-, Fort- und Weiterbildung ist digital und modular. Und sie macht Spaß. Dazu hätten wir freilich nicht dieses Virus gebraucht.

8. Schließlich fallen auch die Themen *Flucht und Migration* in den fraglichen Zeitraum. Noch nie war die Zahl der Menschen, die weltweit vor Krieg, Konflikten und Verfolgung fliehen müssen, so hoch wie heute. Seit Beginn der russischen Invasion in die Ukraine stieg die Zahl mittlerweile auf über 100 Millionen Menschen an. In Deutschland lebten laut Statistischem Bundesamt im vergangenen Jahr mindestens 3,3 Millionen Geflüchtete und Vertriebene –

---

[3]   Vgl. Carsten Drude und Christine Vogler: Modernes Management von Pflege- und Gesundheitsschulen. München 2022, welches ganz ohne ein Kapitel zu (Bildungs-) Controlling auskommt.

Tendenz steigend.[4] Sprache, Ausbildung und Arbeit sind der Schlüssel für die Teilhabe am gesellschaftlichen Leben und damit fundamental für eine gelingende Integration, weswegen *Flucht und Migration, Sprachförderung und Schulsozialberatung* auch ein Thema für Schulen für Gesundheitsfachberufe sind.

9. Das Aufgabenfeld von Schule insgesamt und damit auch von Pflegeschulen und Schulen für Gesundheitsfachberufe hat sich in den letzten Jahren verändert:

- Häusliche Erziehungsdefizite,

- Ausbildungsunreife,

- intergenerative Verständigungsprobleme,

- Digitalisierung,

- Medienkompetenz und

- das Aufeinanderprallen verschiedener Kulturen

gestalten den Beruf von Lehrern für Gesundheitsfachberufe, Pädagogen, Lernberatern, Lernbegleitern und Praxisanleitern zunehmend anspruchsvoller. Über die bloße Wissensvermittlung hinaus sind sie mittlerweile pädagogisch stark gefordert. Immer häufiger werden sie mit Auszubildenden mit multiplen Problemlagen konfrontiert – verhaltensauffällige und verhaltensschwierige Schüler, multikulturelle und soziale Problemlagen. Häufig zeigen Auszubildende im Laufe der Ausbildung zum Teil erhebliche persönliche Probleme. Azubis an der Grenze ihrer psychischen und physischen Leistungsfähigkeit sind keine Einzelfälle. Vielschichtige Problemlagen beeinträchtigen deren Leistungs-fähigkeit und führen teilweise zu Ausbildungsabbruch. Aus Unternehmenssicht, aber auch gesamtgesellschaftlich wirkt sich Ausbildungsabbruch unmittelbar negativ auf die Fachkräftesicherung eines Unternehmens aus, weil diese dadurch unsicher und weniger planbar wird. Zudem bindet Ausbildungsabbruch Ressourcen in den Schulen, in der Personalabteilung usw. Schulen sind also gut beraten, sich dieses Phänomens anzunehmen. Vereinzelt reagieren sie auf diese Veränderungen mit *Schulsozialberatung und Lerncoaching*, also mit kontinuierlicher, passgenauer, zielgerichteter und professioneller Begleitung und Unterstützung der Auszubildenden und dual Studierenden.

---

[4] Online im Internet: https://www.deutschlandfunk.de/flucht-migration-102.html [Datum des Zugriffs: 2023-02-01].

Um diese Effekte darstellen zu können, sei es für die *interne Kommunikation*, etwa hinsichtlich der Wirksamkeit von Schulsozialberatung und Lerncoaching, sei es für die *externe Kommunikation*, z.B. bei Budgetverhandlungen mit Kostenträgern, ist ein spezielles Berichtswesen für Schulsozialberatung notwendig.

Was all diesen Entwicklungen gemein ist? Nun, sie wirken sich auf Ihre *Key Performance Indicators* (KPI) aus!

Dies alles hat mich folglich dazu bewogen, mich an eine komplette Neubearbeitung zu begeben. Drei Maßgaben bin ich dabei treu geblieben:

1. Nach wie vor liegt der Fokus auf einem Kennzahlensystem speziell für die Anforderungen von Pflegeschulen und Schulen des Gesundheitswesens, welches ich auf der Basis ausgewählter Kennziffern entwickelt habe.
2. Und nach wie vor steht die *Praxisorientierung* bei diesem Buch im Vordergrund, weswegen es ohne allzu viel BWL-Sprech auskommt. Es versteht sich als das, was ich am Beginn meiner Karriere als Bildungsmanager schmerzlich vermisst habe: als *Gestaltungsempfehlung* – und damit immer auch um einen *Vorschlag*.
3. Darüber hinaus sehe ich dieses Buch auch als *Anregung*, sich mit dem Thema Ausbildungscontrolling auseinanderzusetzen. Viele der hier vorgestellten Ideen stammen aus der Beobachtung der Wirklichkeit, wie sie sich in politischen, gesellschaftlichen und ökonomischen Diskursen zeigt.

Ich danke Herrn em. o. Univ.-Prof. Dr. Dr. h. c. Ekkehard Kappler für Einsichten insbesondere in das sozialwissenschaftliche Controlling und seine unermüdlichen Hinweise darauf, dass Controlling gerade durch die Differenzproduktion seine Wirkmächtigkeit zu entfalten vermag: Controlling muss Unterschiede aufzeigen.

Umbrüche beeinflussen auch Widmungen. Und manche Zueignung gibt soziologisch wertvolle Hinweise. Auch in dieser Hinsicht ist in der vergangenen Dekade unheimlich viel passiert. Manche mussten gehen, andere kamen um zu bleiben. Dem Dreamteam der Unverzichtbaren – Arnela, Eno und Rumi – widme ich dieses Buch:

Mit euch älter zu werden erscheint wie ein täglicher Jungbrunnen!

Winterbach (Pfalz), im März 2023

Ulrich Wirth

A Effizientes Schulmanagement auf der Basis von Bildungscontrolling

Grundsätzliches zum Thema

1   Warum dieses Buch?

Als ich vor elf Jahren eine Stelle als Leiter eines Bildungszentrums mit ca. 650 Schülern antrat, war ich erstaunt, *kein* Ausbildungscontrolling vorzufinden. Von meiner Tätigkeit für einen privatwirtschaftlichen Bildungsträger war ich in dieser Hinsicht zwar nicht gerade verwöhnt, doch durchaus Anderes gewohnt gewesen, und von der Notwendigkeit und Nützlichkeit des mit dem Controlling verbundenen Berichtswesens seit Langem überzeugt.

Nachdem ich wegen einer Anfrage der Geschäftsführung stichprobenweise sehr tief in die Akten einzelner Schulen eingetaucht war – als gelerntem Historiker bereitet mir die Archivarbeit durchaus Spaß –, entpuppte sich die Angelegenheit sogar als noch dramatischer als ursprünglich gedacht:

Es waren schlichtweg über Jahre keine Kennzahlen erhoben worden, die für strategisch-planerische Zwecke geeignet gewesen wären. Das Ganze hatte den Anschein, als sei die Ausbildung der Gesundheitsfachberufe in der Vergangenheit primär auf der Basis von Erfahrungswerten durchgeführt worden (was ich als Ergänzung an sich nicht für das Schlechteste halte – *au contraire*). Einfachste quantitative Anfragen, etwa die Klassenstärke zu Beginn und zu Ende der Ausbildung, womit die Drop-out-Quote bestimmt werden konnte, waren zwar mühsam aus den Akten herauszulesen, wurden jedoch nicht regelhaft erhoben, etwa als Kursstatistik. Solche Anfragen zogen jedes Mal einen enormen Aufwand nach sich, weil händisch, d.h. per Strichliste (!) ausgezählt werden musste. Entsprechend beliebt waren diese Ad hoc-Anfragen der Geschäftsführung bei den Schulleitungen…

Die einzigen beiden Statistiken, die regelmäßig geführt wurden, waren die Halbjahresstatistik für die Geschäftsführung sowie die jährliche Meldung für die vorgesetzte Schulbehörde. Darüber hinaus gab es nichts, was einem Berichtswesen auch nur ähnlich gewesen wäre. Beide Statistiken fragten zudem nur wenige Parameter ab und waren damit rudimentäre Kennzahlensysteme, die den an sie gestellten Zweck zwar erfüllten, zu weitergehenden Fragestellungen (die mit einer Drop-out-Quote unweigerlich verbunden sind) wie der Verbesserung der Qualität der Ausbildung oder Bildungsmarketing jedoch keine Aussagen zuließen. Den – damals – aktuellen Anforderungen des Ausbildungssektors entsprachen diese Statistiken keinesfalls. Eine Grundlage zur Steuerung aus Unternehmenssicht? Hm.

Folglich machte ich mich an die Arbeit und entwickelte auf der Basis ausgewählter Kennziffern ein Kennzahlensystem speziell für die Anforderungen von Schulen des Gesundheitswesens. Immer wenn es dann allzu abstrakt wurde, biss ich die Zähne zusammen und tröstete mich mit dem unmittelbaren Verwertungs-zusammenhang, weswegen ich es auf mich nahm, mich in die betriebs-wirtschaftliche Literatur zu Controlling, Kennziffern und Berichtswesen einzulesen: Mir hat das sehr geholfen, die Zusammenhänge zu verstehen, etwa zur Budgetierung oder zum Strategischen Management. Was ich bei der Literaturrecherche aber vermisst habe, waren an der beruflichen Praxis ausgerichtete Handlungsempfehlungen, die sich an den Bedürfnissen derjenigen orientieren, die Controlling täglich operativ durchführen, ohne dass sie es vielleicht überhaupt so nennen würden: Ich meine etwa die Pflegepädagogen, Medizinpädagogen, Berufspädagogen oder Lehrer für Gesundheitsfachberufe, die eine Leitungsfunktion übernommen haben, jedoch ohne über solide betriebswirtschaftliche Kenntnisse zu verfügen. Hier ist also weniger die betriebswirtschaftliche Theorie *zu* den drei potenziell möglichen Arten von Vergleichen als vielmehr die praktische Anwendbarkeit *von* Periodenvergleichen, internem und externem Benchmarking sowie SOLL-IST-Vergleichen gefragt. Dies hatten mir auch die Kollegen widergespiegelt, für die ich zunächst ein Kennzahlensystem inklusive theoretischem Überbau entworfen hatte. Dankbar aufgenommen hatten sie es insbesondere, weil ich die zu theoretischen Ausführungen in den Anhang verbannt hatte.

Offenbar besteht also Bedarf an einem praxisorientierten Buch ohne allzu viel BWL-Sprech. Diese Lücke möchte ich mit dieser Gestaltungsempfehlung schließen, die sich als *Vorschlag* versteht. Ich werde im Folgenden erläutern, warum es sich immer nur um einen Vorschlag handeln kann.

Ach übrigens, Kennzahlen sind ambivalent. Ohne sie geht es nicht, aber sie ersetzen nicht die eigene Anschauung, wie dieses Zitat treffend auf den Punkt bringt:

> »Wenn Sie Ihr Haus nicht kennen, nützen Ihnen auch keine Kennzahlen etwas. Aber Sie lernen das Haus nie kennen, wenn Sie keine Kennzahlen haben.«[5]

---

[5] Sagt Albert Schuster, Helios Kliniken Erfurt, zitiert nach Winfried von Eiff und Kerstin Stachel: Professionelles Personalmanagement. Erkenntnisse und Best-Practice-Empfehlungen für Führungskräfte im Gesundheitswesen. Wegscheid 2006, S. 203.

2   Fachkräftesicherung in der VUCA-Welt

Der demografische Wandel hat den Ausbildungssektor erfasst und setzt auch Schulen des Gesundheitswesens immer stärker unter Wettbewerbsdruck. In der Folge konkurrieren sie mit anderen Ausbildungsbetrieben, aber auch mit Gymnasien, Berufsbildungszentren oder Hochschulen um Schüler und Auszubildende; zudem konkurrieren sie mit den genannten Bildungseinrichtungen des Gesundheitswesens auch um die Fachlehrer, die ebenso Mangelware sind. Wie alle anderen Ausbildungsbetriebe, Schulen und Hochschulen auch müssen Schulen des Gesundheitswesens Strategien entwickeln, wie sie den durch den Fachkräftemangel entfachten Konkurrenzkampf bestmöglich bewältigen können.

Mögliche Antworten bestehen z.B.

1. in einem effizienten Schulmanagement,

2. im Bildungsmarketing,

3. in Ausbildungskonzepten, die zur Profilierung bzw. Profilbildung beitragen,

4. in Mehrwertangeboten wie Schulsozialarbeit, Schulsozialberatung und Lerncoaching sowie

5. in der Generierung von Alleinstellungsmerkmalen, den sogenannten Unique Selling Propositions (USP).

In Homburg etwa wollen wir Auszubildenden einen Mehrwert über den Zugang zur persönlich bestmöglichen Ausbildung und ein Höchstmaß an individuellen Entwicklungsmöglichkeiten und Motivation bieten. Das funktioniert freilich besser, wenn wir die Persönlichkeit des Auszubildenden in die Ausbildung integrieren. Ausbildung muss »made to measure» sein, nicht von der Stange.

Ein weiterer Weg besteht in der Integration von *New Work* in die Aus-, Fort- und Weiterbildungseinrichtungen, die jedoch erst am Beginn steht.[6]

Zu vielen dieser potenziellen Lösungsansätze habe ich mich in den vergangenen Jahren bereits an anderen Stellen geäußert.[7]

---

[6]   Vgl. hierzu Ulrich Wirth: Wieviel New Work steckt in der Ausbildung von Gesundheitsfachberufen – Ein Erfahrungs- und Praxisbericht aus einer Universitätsklinik. In: Patrick Merke (Hrsg.): New Work in Healthcare. Die neue und andere Arbeitskultur im Gesundheitswesen. Berlin 2022, S. 145-152.

[7]   Zu Bildungsmarketing vgl. Ulrich Wirth: Wer Content sät… Bildungsmarketing 2.0 – Nachwuchssicherung durch Inbound Marketing. In: mdi – Forum der Medizin_

In diesem Buch fokussiere ich auf effizientes Schulmanagement – und die Grundlage dazu sehe ich im Bildungscontrolling. Vor diesem Hintergrund beantworte ich die eingangs gestellte Frage, ob Controlling von Ausbildungen denn wirklich sein muss, eindeutig mit »ja«: Ja, Controlling von Bildungsmaßnahmen muss sein. Es sei denn, Sie bevorzugen im Nebel zu stochern.

Das allerdings würde bedeuten, nicht wissen zu wollen, was man tut, Entscheidungen zu treffen, ohne die Fakten zu kennen, schlichtweg: *ohne ausreichende Informationen zu handeln.* Und das kann man sich als Bildungsdienstleister nicht leisten.

Stochern im Nebel

Im Nebel stochern… zugegeben, diese Metapher mag im ersten Augenblick an Caspar David Friedrichs »Der Wanderer über dem Nebelmeer« erinnern: romantisch-unschuldig wirkt der Nebel und der betrachtende Wanderer im Bild irgendwie erhaben. Doch verlegen wir das situative Arrangement vom Elbsandsteingebirge auf, sagen wir, die Autobahn, relativiert sich die Position des Betrachters, denn der Nebel offenbart sich als trügerisch und gefährlich.

Ich persönlich denke bei Nebel ohnehin vielmehr an John Carpenters »The Fog – Nebel des Grauens« als an Caspar David Friedrich. Jedenfalls staune ich immer wieder über die Autofahrer, die allmorgendlich auf Autobahnen, Bundes-, Kreis- und Landstraßen mit Vollgas in die rheinland-pfälzischen und saarländischen Nebelwände rasen. Obwohl sie noch schlechter als sonst ausmachen können, was hinter der nächsten Kurve kommt, halten sie an ihren Fahrgewohnheiten fest und schauen mitleidig auf diejenigen, die mit gedrosseltem Tempo und Sicherheitsabstand auf der rechten Spur bleiben. Ob sie meinen, mit Nebellicht und Nebelschlussleuchte würde das schon gehen?

Natürlich kann das x-mal gut gehen: Solange nämlich, bis es knallt. Solches Verhalten ist grob fahrlässig. Und es ist unverantwortlich, nicht nur, weil sich die

Dokumentation und Medizin_Informatik 4 (2013), S. 144-147; zu Profilbildung vgl. mein Konzept der »Entfesselten Berufsfachschule«: The Unleashed Vocational School. Best Practice in the Context of Education Policy and the Democratic Shift in Germany. In: Proceedings of XVI. Congress of International Federation of Health Records Organizations (IFHRO). Milano 2010; zu neuen Wegen in der betrieblichen Bildung vgl. Ulrich Wirth: Physiologie der Un-Konferenz oder Lernen 2.0-Veranstaltungsformate im Unternehmenskontext. Norderstedt 2014.

Raser selbst gefährden, sondern weil sie billigend in Kauf nehmen, dass auch andere Verkehrsteilnehmer zu Schaden kommen können.

Ähnlich existenziell verhält sich das mit einer Unternehmensführung, die ohne Controlling und damit quasi im Blindflug unterwegs ist: Das ist genauso fahrlässig und unverantwortlich wie Rasen bei Nebel; und weil zudem Mitarbeiter im Spiel sind, deren ökonomische Existenz bedroht wird, ist es ebenfalls existenziell bedrohlich, wenn auch auf andere Art.

Die Betriebswirtschaftslehre hat dies seit langem erkannt, so dass Controlling, Kennziffern und Berichtswesen aus dem Unternehmenskontext nicht mehr wegzudenken sind. *Bildungsmaßnahmen unterliegen den gleichen Gesetzmäßigkeiten wie alle anderen Unternehmensprozesse.* Daher kann auch hier Controlling ein hilfreiches Werkzeug zur Planung, Steuerung, Analyse und Kontrolle von Bildungsdienstleistungen sein.

Warum aber ist das bei Bildungseinrichtungen immer noch eher die Ausnahme als die Regel?

Ohne Kennzahlen? Funktioniert gar nichts!

Controlling ist meiner Überzeugung nach, wie ich in den folgenden Kapiteln zeigen werde, das Gegenteil von Stochern im Nebel oder auch Schattenboxen, wie es eine Kollegin von mir augenzwinkernd nennt. Nur durch ein funktionierendes Berichtswesen lassen sich Unternehmen heutzutage überhaupt steuern. Deswegen ist es für Unternehmen eine Selbstverständlichkeit, mit Kennzahlen oder auch Kennzahlensystemen zu arbeiten. Auch Bildungseinrichtungen sind Unternehmen oder Teil von Unternehmen.

Die zugrundeliegende Grundannahme von Controlling besteht darin, dass künftige Entwicklungen prinzipiell aus Entwicklungen der Vergangenheit abgeleitet und diese in die Zukunft fortgeschrieben werden können. Meist werden dabei *deterministische Modelle* zugrunde gelegt, *keine stochastischen Modelle*, d.h. im Controlling tauchen gerade keine Zufallsvariablen auf, denn Controlling im klassischen Sinne hat keine wahrscheinlichkeitstheoretischen Bezüge.

Kennzahlen in der VUCA-Welt?

Nun ist unsere moderne Welt geprägt durch eine Reihe von veränderten Rahmenbedingungen und Herausforderungen, gar Unvorhergesehenes, worauf Führungskräfte und Organisationen flexibel und anpassungsfähig reagieren müssen, so könnte man einwenden. Auf dieses *Mehr an Nebel* will das *VUCA-Modell* aufmerksam machen, ein Akronym aus den Anfangsbuchstaben von *volatility, uncertainty, complexity* und *ambiguity*:

- Mit Volatilität sind die Schwankungen und die Schnelllebigkeit gemeint, der wir in einer digitalisierten und globalisierten Welt unterworfen sind.

- Uncertainty, also Unsicherheit, steht für die erschwerte Unvorhersagbarkeit von Ereignissen.

- Complexity in der VUCA-Welt – Sie ahnen es – meint Komplexität. Das heißt, dass eine Vielschichtigkeit herrscht und es eine große Anzahl von Einflussfaktoren gibt, die in gegenseitiger Abhängigkeit zueinander und Interaktion miteinander stehen.

- Ambiguity oder Mehrdeutigkeit meint im VUCA-Modell eine erschwerte Orientierung. Einfache und simple Zuschreibungen sind die Seltenheit. Deshalb steht eher das »Warum« und »Wie« im Vordergrund statt dem »Was«.

Warum Controlling auch in der VUCA-Welt seine Berechtigung hat, zeige ich in Kapitel A 11.

Harte vs. vermeintlich weiche Kennziffern

Stichwort Kennzahlensystem: Die Betriebswirtschaftslehre und hier insbesondere die Kosten- und Leistungsrechnung hat zu diesem Zweck Tools wie die Deckungsbeitragsrechnung entwickelt. Manchmal hat auch der Gesetzgeber ein bisschen nachgeholfen, etwa dort, wo er die Gewinn- und Verlustrechnung nach einer Bilanzvorschrift fordert.

Bei der Kurzfristigen Erfolgsrechnung z.B. werden die Erlöse den Kosten einer bestimmten Periode, z.B. eines Monats, gegenübergestellt. Für das Unternehmen hat dies den Vorteil, dass es sich um eine rein interne Darstellungsweise handelt, bei der man sich nicht um rechtliche Vorschriften wie Bilanzvorschriften scheren muss. Die optimale Anpassung für Kontroll- und Entscheidungsprozesse steht hier im Vordergrund.[8]

Deckungsbeitragsrechnung, die Kurzfristige Erfolgsrechnung oder Kurzfristige Liquidationsrechnung – sicher, solches findet selbstverständlich auch in Unternehmen der Bildungsbranche Anwendung. Das ist das Reich der BWL. Doch was passiert an der Schnittstelle zur Pädagogik? Was ist mit den »weicheren« Kennziffern, den Kennziffern nicht-monetärer Art? Diese Kennziffern sind meiner Erfahrung nach alles andere als weich; dennoch sucht man sie in Schulen und Hochschulen oft vergeblich.

Kennziffern wie der *Outcome*, also die Erfolgsquote bezüglich der Ausbildung, lassen sich oftmals nur händisch und damit mühsam berechnen. Was heißt überhaupt Erfolg? Erfolg beim ersten Versuch oder beim zweiten? Und wäre es im Sinne von Evaluation, Qualitätsmanagement und Theorie-Praxis-Transfer (und während Pandemien mit Home Schooling) nicht spannend zu wissen, in welchen Prüfungsteilen die Auszubildenden durchfallen? Eine entsprechende Aufbereitung könnte z.B. wie folgt aussehen:

		1. Versuch				2. Versuch	Gesamt		
	Examensjahr	Bestanden in %	Durchgefallen %	Durchgefalle Prüfungsteile in %			Bestanden in %	Bestanden %	Personen ohne Abschluss	ohne Abschluss
				praktisch	schriftlich	mündlich				
	2016	95,35%	4,65%	25,00%	0,00%	75,00%	100,00%	100,00%	0	0,00%
	2017	91,36%	8,64%	42,86%	7,14%	50,00%	100,00%	100,00%	0	0,00%
	2018	82,95%	17,05%	41,67%	16,67%	41,67%	66,67%	97,96%	1	2,04%
	2019	89,53%	10,47%	21,05%	42,11%	36,84%	50,00%	96,55%	1	0,00%
	2020	77,78%	22,22%	18,75%	50,00%	31,25%	100,00%	100,00%	1	0,00%
	2021	85,94%	14,06%	26,73%	36,94%	36,94%	100,00%	100,00%	0	0,00%
Mittelwerte		87,15%	12,85%	29,27%	25,46%	45,27%	86,11%	99,09%		

Abb. 1: Erfolgsquote

Ein anderes Beispiel ist die sogenannte »Schwundstatistik«, in der wir uns in Homburg mit denjenigen Auszubildenden beschäftigen, die auf dem langen Weg zum Examen verlorengehen. Die Zahl selbst lässt sich natürlich verhältnismäßig einfach bestimmen. Doch auf welcher Basis lassen sich Aussagen treffen zum »Warum des Ausbildungsabbruchs«? Dabei ist z.B. aufgefallen, dass Auszubildende, die wir nach der Probezeit verlieren, die sechs- bis zwölfeinhalbfache Anzahl an Fehltagen wie ihre verbliebenen Kurskollegen

---

[8]   Vgl. dazu Andreas Preißner: Erfolgsrechnung und -analyse. München 2003, S. 8.

aufweisen, dem wir z.B. mit Schulsozialberatung und Lerncoaching (vgl. Kapitel B 4) entgegenwirken.

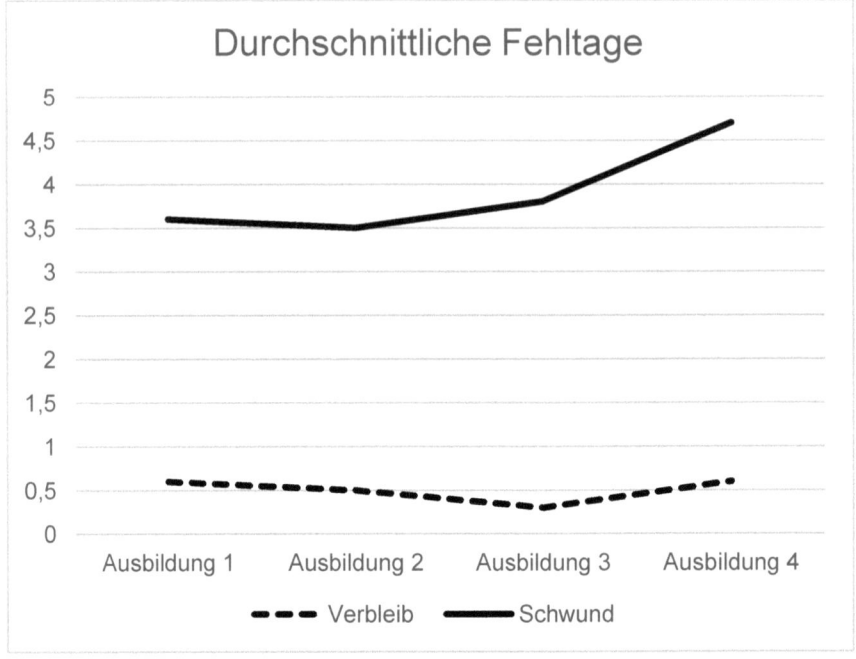

Abb. 2: Durchschnittliche Fehltage von Abbrechern und Verbleibern im Vergleich

Ausbildungsbezogene Daten im engeren Sinne, die primär *qualitative* Daten sind, werden in der Regel kaum erhoben. Sie sind nur selten ein Bestandteil des Berichtswesens. Dabei wäre das über die meisten Schulverwaltungsprogramme durchaus möglich.

Rechenschaft ablegen ist nicht mit Steuern zu verwechseln!

Dass es zumeist aus Gründen einer verbindlichen Verpflichtung heraus auch Ausnahmen gibt, ist schon angeklungen:

- So müssen Pflegeschulen und Gesundheitsfachschulen eine jährliche Meldung an ihre jeweiligen Statistischen Landesämter geben, bei denen es um einige wenige Kennziffern wie die Erfolgsquote geht.

- Vorgesetzte Schulbehörden wollen einen Nachweis für die Aufwandsentschädigungen für staatliche Prüfungen der Gesundheitsfachberufe haben.

- Kostenträger verlangen nach einer Auslastungsstatistik, um bei Unterschreitung die Vorhaltekosten zu reduzieren: Werden die vereinbarten Ausbildungsplätze nach Ausbildungsstättenplan erfüllt? Wenigstens zu 85 Prozent? Nein? Warum nicht? Weil es zu wenig Laborplätze in einer Schule für Medizinische Technologen für Laboratoriumsanalytik oder zu wenig Küchenplätze in einer Schule für Diätassistenten gibt?

- Um die Ausgleichszuweisungen nach § 26 PflBG für einen Finanzierungszeitraum X anweisen zu können, benötigt die dafür zuständige Stelle – im Saarland ist das die Gemeinnützige Gesellschaft zur Förderung der Pflegeausbildung im Saarland mbH (GFP Saar) – Angaben zur Schule und deren PS-Nummer, zum Auszubildenden, zum Ausbildungsjahr, Abbruchoder Zugangsdatum, Kosten gesamt und Kosten für die vollen Monate.

- Ministerien benötigen regelmäßig Daten, sei es turnusmäßig, sei es anlassbezogen, wie unlängst etwa beim »Gesetz zur Zahlung einer einmaligen Energiepreispauschale für Studierende, Fachschülerinnen und Fachschüler sowie Berufsfachschülerinnen und Berufsfachschüler in Bildungsgängen mit dem Ziel eines mindestens zweijährigen berufsqualifizierenden Abschlusses (Studierenden-Energiepreispauschalengesetz - EPPSG)«.

Doch ein Berichtswesen aus solchen Gründen der Rechenschaft ersetzt kein Bildungscontrolling!

Besser sieht es bei privaten Berufsfachschulen aus, die z.B. arbeitsmarktpolitische Bildungsmaßnahmen anbieten – etwa als sogenannte Umschulungsmaßnahmen nach dem Sozialgesetzbuch. Diese müssen schon im Vorfeld einer Bildungsmaßnahme allerlei Kennzahlen beibringen, z.B. wenn sie ihre Maßnahmen nach der Akkreditierungs- und Zulassungsverordnung Arbeitsförderung (AZAV), einer

Rechtsverordnung des Bundesministeriums für Arbeit und Soziales aufgrund § 184 SGB III, anerkennen lassen. Und natürlich nach Ende der Maßnahme, wenn sie der Agentur für Arbeit oder der Deutschen Rentenversicherung eine Erfolgsstatistik vorlegen müssen.

Zu erwähnen sind in diesem Zusammenhang auch auf den Bildungssektor bezogene Qualitätsmanagementsysteme wie die DIN ISO 29990:2010 bzw. DIN ISO 29990:2015, die bis zu ihrer Abschaffung am 18. Dezember 2018 ebenfalls *Key Performance Indicators* produziert haben, insbesondere hinsichtlich des Outcome von Bildungsdienstleistungen, weil dieser messbar sein muss. Ersetzt wurden diese durch die DIN ISO 29993:2018, die die Mindestanforderungen für Lerndienstleistungen definieren, und die ISO 21001, die künftig als DIN ISO 21001 für den Bildungsbereich eine eigene Managementsystem-Norm bereitstellen wird.

Diese Kennzahlensettings haben alle eines gemeinsam, nämlich dass sie primär entworfen wurden, um Rechenschaft zu geben. Obzwar dies im hier skizzierten Kontext natürlich hochrelevant ist, hat Rechenschaft jedoch nichts mit Steuerung im engeren Sinne zu tun. Genau darum geht es aber beim Controlling.

Selbst den Schwerfälligsten der Bildungsbranche sollte dadurch klarwerden, dass ohne ein funktionierendes Berichtswesen, welches den Bedürfnissen der verschiedenen Stakeholder gerecht wird, eine tiefergehende Analyse des Betriebsgeschehens nicht mehr möglich ist. Wie im Bildungsgeschäft nicht unüblich, sind traditionell diejenigen am besten, die sich um zahlende Teilnehmer bemühen müssen. Gerade private Träger sind den öffentlichen Bildungs-einrichtungen um Lichtjahre voraus. Es lohnt sich insbesondere für Gesundheits-fachschulen in staatlicher Trägerschaft, mal bei ihren privatwirtschaftlich organisierten Kollegen zu hospitieren.

Ausbildungssituation 2023ff.

Hatte der »War for talents« 2014, als ich die erste Version dieses Buchs veröffentlicht habe, schon den Ausbildungssektor erreicht, hat sich die Situation in den vergangenen neun Jahren nicht entspannt: Das Gegenteil ist der Fall. Gesundheitsfachberufe, insbesondere die Pflegeausbildungen, sind davon besonders hart betroffen, denn sie rangieren für viele Jugendliche ganz unten auf der Rangliste der beliebtesten Berufe: Pflegeausbildungen sind out.[9]

Auch der »Academic drift« tut sein Übriges dazu: Eltern sehen ihre Kinder lieber im Studium als in einer Berufsausbildung, wobei in den vergangenen zehn Jahren immerhin der Anteil derjenigen Abiturienten, die sich für eine duale oder schulische Ausbildung entscheiden, signifikant gestiegen ist: Von 35 % im Jahr 2011 auf 47,4 % im Jahr 2021. Das ist das Ergebnis des »Ausbildungsmonitors«, den das Forschungsinstitut für Bildungs- und Sozialökonomie (FIBS) im Auftrag der Bertelsmann Stiftung erstellt hat.[10]

Mit solchen und ähnlichen Herausforderungen sehen sich die meisten Schulen für Gesundheitsfachberufe konfrontiert, unabhängig davon, ob sie an Krankenhäusern oder Universitätskliniken angedockt sind oder privatwirtschaftlich geführt werden.

Schulleitung, Geschäftsführung, Vorstand, mitunter der Aufsichtsrat – sie alle benötigen für die Steuerung ihrer Ausbildungsstätten, Schulen, Lehranstalten, Schulzentren und Bildungsakademien eine gut durchdachte *Kennzahlenstruktur*, die in vielen Einrichtungen bislang nicht existiert. Primär pädagogisch ausgebildeten Fachkräften fällt es nicht immer leicht, sich in die Materie des Controllings einzuarbeiten, um hier eine entsprechende Struktur zu entwickeln. Das muss aber sein, denn um die Ausbildungen vorausschauend steuern zu können, ist ein Kennzahlensystem unabdingbar. Dass es sich neben den eher »harmlosen« Kennziffern z.B. für eine Kursstatistik bei diesen Leistungskennzahlen primär um materielle und immaterielle Inputgrößen, Qualifikationsdimensionen, Merkmale von Lernprozessen, Bildungseffekte und Leistungsbilanzen handelt – also um eine Systematik mit definierten Parametern für Bildungsprozesse und Bildungsbetrieb –,[11] macht deren Akzeptanz nicht unbedingt einfacher. Aber akzeptiert oder nicht – es bedarf ihrer, damit die

[9] Vgl. dazu etwa die Studie von Jaqueline Bomball u.a.: Imagekampagne für Pflegeberufe auf der Grundlage empirisch gesicherter Daten. Einstellungen von Schüler/innen zur möglichen Ergreifung eines Pflegeberufs. Ergebnisbericht. Bremen 2010, S. 12. Online im Internet: https://www.ipp.uni-bremen.de/uploads/IPPSchriften/ipp_schriften05.pdf [Datum des Zugriffs: 2023-02-01].
[10] Siehe Dieter Dohmen, Tamara Bayreuther, Matthias Sandau: Monitor Ausbildungschancen 2023 – Gesamtbericht Deutschland. Bertelsmann Stiftung (Hrsg.). Gütersloh 2023, S. 6. Online im Internet: http://dx.doi.org/10.11586/2022149 [Datum des Zugriffs: 2023-02-01].
[11] Vgl. dazu Walter Schöni: Bildungscontrolling. In: Michael Gessler (Hrsg.): Handlungs-felder des Bildungsmanagements. Ein Handbuch. Münster 2009, S. 315-344, hier S. 329.

Unternehmensführung auf dieser Grundlage Entscheidungen treffen kann. Dazu ist sie auf ein aussagekräftiges Controlling angewiesen.

Ein kennziffernbasiertes Ausbildungscontrolling

Controlling ist unumstritten eine der wesentlichen Aufgaben des Managements und hat sich als Instrument zur Optimierung von Planungs- und Entwicklungsprozessen vor einem halben Jahrhundert durchgesetzt. Und Kennzahlen sind ein mächtiges und sinnvolles Werkzeug im Controlling. Sie können das aber nur leisten, wenn die Voraussetzungen und ein funktionierendes Umfeld dafür geschaffen werden.

In diesem Buch liefere ich im Teil B einen *Vorschlag* für ein allgemeines und pragmatisches Kennzahlensystem, mit dem sich sehr gut arbeiten lässt und welches alle weiter oben erwähnten Anforderungen integriert.

Im Vergleich zur ersten Version habe ich weitere Überlegungen miteinfließen lassen, so dass das Kennzahlensystem – soweit das überhaupt möglich ist – *state of the art* ist. Für unsere Zwecke in Homburg mit 12 Ausbildungen und über 750 Ausbildungsplätzen und rund 150 Weiterbildungsplätzen hat es sich bewährt.

Damit können auch Sie, verehrter Leser, quasi »loslegen«.

Stichwort Homburg: Was sich für unsere Zwecke bewährt hat, mag für Ihre Belange zwar ausreichend erscheinen, aber nicht reichen: Der nächste sinnvolle Schritt zur Optimierung Ihres Berichtswesens besteht sodann darin, dass Sie Ihr Berichtswesens »personalisieren«, indem Sie es um *Einrichtungsspezifische Kennzahlen* ergänzen.

Einrichtungsspezifische Kennzahlen – keine Idee? Nun, bei uns im Saarland arbeiten wir u.a. hiermit:

- ausgewiesene Unterrichtseinheiten im Home Schooling aufgrund der Covid 19-Pandemie
- ausgewiesene Stunden an Praxisanleitung als Nachweis gegenüber der vorgesetzten Schulbehörde
- ausgewiesene Stunden an Praxisbegleitung als Nachweis gegenüber der vorgesetzten Schulbehörde
- Verwendungsnachweise für den DigitalPakt Pflege Saar

- GFP-Meldungen

- Schulsozialberatung

- ausgewiesene Home Office-Tage aufgrund einer entsprechenden Dienstvereinbarung zu alternierender Telearbeit

- Schwundstatistik

- Marketing-Maßnahmen

- Aufwandsentschädigungen für Staatsexamensprüfungen

- Erfolgsquoten

- Monitoring der Social Media-Aktivitäten

Zur Orientierung können Sie bei Ihrem Controlling z.B. auf das Unternehmensleitbild, sonstige strategische Verlautbarungen Ihres Unternehmens und auf Zielvereinbarungen zurückgreifen. Diese Ziele liefern die SOLL-Datenbasis, mit der Sie dann Ihre IST-Situation vergleichen. Die Ziele müssen folglich messbar festgelegt worden sein. Das heißt, sie müssen inhaltlich beschrieben sein, das Ausmaß muss festgelegt werden und der zeitliche Bezug hergestellt sein. Es ist demnach die Aufgabe des Controllings, die geeigneten Kennzahlen – orientiert an den Zielvorgaben – zu ermitteln und sie dann zum richtigen Zeitpunkt auf die richtige Art und Weise darzustellen respektive zu kommunizieren. Dadurch wird Ihr Berichtswesen überhaupt erst empfänger-gerecht. Nebenbei führt dies auch zu einem erheblich höheren Verständnis des Zahlenmaterials bei den beteiligten Stakeholdern Ihres Unternehmens.

Ach ja, aber das sollte eigentlich selbstverständlich sein: Es genügt nicht nur, Zahlenmaterial zu produzieren und aufzubereiten, sondern es muss auch damit gearbeitet werden. Nicht vergessen: »Die Bedeutung von Informationen erweist sich erst im Gebrauch.«[12]

---

[12] Siehe Ekkehard Kappler: Controlling in Bildungseinrichtungen. 8. Aufl. Oldenburg 2013, S. 113.

3 Controlling von Ausbildungen?

Bei Controlling denken die Wenigsten wahrscheinlich zunächst an Ausbildungen, sondern an Unternehmen, Projekte usw. Vielleicht irgendwann dann doch auch an Schulen, und dass diese – oha! – neuerdings betriebswirtschaftlich geführt werden müssen (in Wahrheit war dies schon immer der Fall gewesen). Aber Ausbildungen? Und lässt sich der Ausbildungsbereich so einfach »controllen«? Und sofern dies bejaht werden kann – warum ist dies überhaupt notwendig?[13]

---

[13]   Controlling, Kennziffern und natürlich auch das Berichtswesen sind Kerninstrumente der Betriebswirtschaft und werden in vielen Lehrbüchern zum Controlling beschrieben. Doch auch Controlling mit Bezug zum Aus- und Weiterbildungssektor findet in der Sekundärliteratur zunehmend Beachtung. Zu nennen sind hier:
- Martin Brüggemeier: Kennzahlen für nicht-kommerzielle Weiterbildungseinrichtungen. In: Hans-Joachim Schuldt (Hrsg.). Mit Kennzahlen arbeiten. Bonn 1998. Online im Internet: http://www.die-bonn.de/esprid/dokumente/doc-1998/schuldt98_01.pdf [Datum des Zugriffs: 2023-02-01];
- Bundesakademie für öffentliche Verwaltung (Hrsg.): Bildungscontrolling in der Bundesverwaltung. Materialband: Kennzahlenbasiertes Fortbildungscontrolling. Brühl 2007. Online im Internet: https://www.bakoev.bund.de/SharedDocs/Downloads/LG_1/PG_BC/Kennzahlen.pdf [Datum des Zugriffs: 2023-02-01];
- Ulf-Daniel Ehlers und Peter Schenkel (Hrsg.): Bildungscontrolling im E-Learning. Berlin u. a. 2005;
- Tina Fritz: Die monetäre Bewertung von Bildungsmaßnahmen als Teilaspekt des betrieblichen Bildungscontrollings. Hamburg 2012;
- Rainer Graf und Sabrina Link: Akademisches Berichtswesen. Eine neue Herausforderung für Hochschulen. In: Zeitschrift für Controlling & Management 6 (2010), S. 375-379;
- Christiane Griese und Helga Marburger (Hrsg.): Bildungsmanagement. München 2011;
- Ekkehard Kappler: Controlling. Eine Einführung für Bildungseinrichtungen und andere Dienstleistungsorganisationen. Münster u.a. 2006;
- Ders.: Controlling in Bildungseinrichtungen. 8. Aufl. Oldenburg 2013;
- k.o.s GmbH (Hrsg.): Bildungscontrolling in der Weiterbildung. Berlin 2015. Online im Internet: https://weitergelernt.de/wp-content/uploads/2018/06/KOS_weiter_gelernt_Heft8_Bildungscontrolling.pdf [Datum des Zugriffs: 2023-02-01];
- Kurt Promberger und Franziska Cecon: Bildungscontrolling. Innsbruck 2005 (=Working Paper 20/2005). Online im Internet: https://ams-forschungsnetzwerk.at/downloadpub/bildungscontrolling_working_paper_nr_20-2005.pdf [Datum des Zugriffs: 2023-02-24];
- Walter Schöni: Bildungscontrolling. In: Michael Gessler (Hrsg.): Handlungsfelder des Bildungsmanagements. Ein Handbuch. Münster 2009, S. 315-344;
- Ders.: Handbuch Bildungscontrolling: Steuerung von Bildungsprozessen in Unternehmen und Bildungsinstitutionen. Zürich 2009;
- Volker Schultz: Basiswissen Rechnungswesen. 8. Auflage. München 2017;

Ich habe die Erfahrung gemacht, dass das englische »Controlling« gerade in den Ohren deutschsprachiger Pädagogen immer auch nach »Kontrolle« klingt. Kontrolle? Geht gar nicht! Das ist schade, denn obgleich diese spezifische Bedeutung ebenfalls zutrifft, meint Controlling tatsächlich etwas Anderes.

Das vorrangige Ziel von Controlling liegt nicht so sehr in der Fehleraufdeckung, als vielmehr in der *Gewinnung und Aufbereitung von Informationen* rund um die Ausbildung als Bildungsdienstleistung und die Ausbildungsstätte als Bildungsdienstleister. Informationsgewinnung und -aufbereitung dienen dazu, Aussagen zum Leistungs- und Entwicklungsstand einer Ausbildungsstätte treffen zu können, demnach die Ausbildung konstruktiv weiterzuentwickeln, in eine bestimmte, vom Unternehmen und den Stakeholdern als wünschenswert festgelegte bzw. im Idealfall: *vereinbarte* Richtung zu steuern und auch gegenzusteuern, wenn man vom Kurs abzukommen droht.

Ach so, sagen die Pädagogen, hätten wir uns begrifflich direkt auf so etwas wie »Schulentwicklungsprogramm« geeinigt, hätte Controlling weder Stirnrunzeln noch Abwehrmechanismen ausgelöst: Jeder Change-Prozess bedarf einer gelungenen Change Story, aber das ist ein anderes Thema…

Schulentwicklungsprozesse sollten ganzheitlich sein

Ich persönlich glaube, dass der Bologna-Prozess deutlich gezeigt hat, dass sich die konstruktive Weiterentwicklung von Bildungsdienstleistungen nicht nur auf die inhaltlichen Komponenten beschränken sollte, sondern auch auf die

---

- Susan Seeber, Elisabeth M. Krekel, Jürgen van Buer (Hrsg.): Bildungscontrolling. Frankfurt 2000;
- Mischa Seiter, Caroline Rosentritt und Sabrina Link: Gestaltung des Berichts-wesens an Hochschulen. In: Wissenschaftsmanagement 3 (2011), S. 20-25. Online im Internet: https://www.wissenschaftsmanagement.de/dateien/dateien/schwerpunkt/downloadda teien/wim_2011_03_mischa_seiter_caroline_rosentritt_sabrina_link_gestaltung_des _berichtswesens_an_hochschulen.pdf [Datum des Zugriffs: 2023-02-24];
- Daniela Tröster und Jutta Heller: Bildungscontrolling. Effektive Steuerung der Personalentwicklung. Saarbrücken 2015;
- Gerhard Tropp: Kennzahlensysteme des Hochschul-Controlling. Fundierung, Systematisierung, Anwendung. München 2002. Online im Internet: https://www.ihf.bayern.de/fileadmin/news_import/ihf_studien_hochschulforschung-63.pdf [Datum des Zugriffs: 2023-02-24].

Die nachfolgenden allgemeinen Beschreibungen zu Controlling, Berichtswesen und Kennziffern orientieren sich an Promberger und Cecon, ohne jedoch auf diese und weitere Publikationen zu verweisen.

Organisations- und Führungsstrukturen. Gesteuert bzw. gegengesteuert wird mit Kennziffern. Diese müssen geeignet sein, die als zielrelevant vereinbarten Prozesse zu überwachen und zu steuern.[14] Dazu müssen der IST-Zustand bekannt sein und auch die Zielsetzungen für die Zukunft (=SOLL-Zustand) unter Berücksichtigung interner und externer Einflussfaktoren, wodurch ein Wahrscheinlichkeitsfaktor ins Spiel kommt. Eine wesentliche Voraussetzung für das Controlling ist, dass eine Planung stattgefunden hat, d.h. dass die SOLL-Werte festgelegt worden sind. Denn nur wenn das zu erreichende Ergebnis festgelegt wurde, kann überprüft werden, inwieweit dieses auch erreicht wurde, um dann steuernd einwirken zu können.

Die Ziel- oder SOLL-Werte legt das Management fest – das Controlling bietet den Service, diese überprüfen zu können. Man spricht in diesem Zusammenhang auch vom *Controllingservice*. Im Controlling werden die SOLL-Werte mit den IST-Werten verglichen, um daraus Entscheidungen für das weitere Vorgehen abzuleiten. Mit Hilfe des Controllings werden also die Stärken und Schwächen des Unternehmens sichtbar.

Controlling dient damit also der vorausschauenden Planung und letztlich der ergebnisorientierten Steuerung des Unternehmens- bzw. des Ausbildungsgeschehens.

Im Begriff »Controllingservice« ist bereits schon angeklungen, dass sich Controlling als Führungsunterstützung versteht. Durch das Bereitstellen von Informationen und Methoden für die verschiedenen Ebenen des Führungssystems ermöglicht Controlling die Steuerung der Effektivität, der Effizienz und des Finanzmittelbedarfs. *Effektivität, Effizienz und Finanzmittelbedarf* – was bedeutet das im Schulkontext?

Effektivität meint das Verhältnis von Zielsetzung und Outcome und erfragt, ob die richtigen Dinge gemacht werden. Zielen bestimmte Ausbildungsinhalte noch auf Beschäftigungsfähigkeit ab? Oder ist das Ausbildungsangebot an sich noch zeitgemäß? Müssen z.B. weiterhin Logopäden während drei Jahren schulisch ausgebildet werden, wo doch insbesondere dieser Therapieberuf wie kaum ein anderer Gesundheitsfachberuf nach der Akademisierung strebt, was sich z.B. in der nachlassenden Bewerbernachfrage widerspiegelt?

---

[14]   Vgl. dazu Anke Hanft: Bildungs- und Wissenschaftsmanagement. München 2008, S. 243.

Effizienz fragt hingegen danach, ob die Dinge richtig gemacht werden. Diese Fragestellung zielt auf das Verhältnis zwischen Input und Output und damit letztlich auf die Wirtschaftlichkeit ab. Haben wir als Schule alles richtig gemacht, wenn von 25 Auszubildenden zu Beginn einer Ausbildung nur neun ins Examen geführt werden, von denen drei durchfallen? Und haben wir wirklich besser gearbeitet, wenn 15 Auszubildende ins Examen gehen?

Welcher *Ressourcen finanzieller und personeller Art* eine Bildungsmaßnahme bedarf, sollte im Vorfeld genauestens kalkuliert werden. Auch hier liefert der Controllingservice die Datengrundlage. Die Finanzierbarkeit einer Bildungsmaßnahme ist besonders für privatwirtschaftliche Bildungsträger eine *conditio sine qua non*: Denn rechnet sich eine Maßnahme nicht, müssen schon schwerwiegende Gründe gefunden werden, sie dennoch durchzuführen. Man kann das zwar mal machen, etwa um die Bekanntheit einer neuen Ausbildung zu steigern, über Praktikanteneinsätze in den Praxisphasen Bedarf für ein neues Berufsbild zu schaffen oder wenn die staatliche Anerkennung erst nach Durchführung des ersten Ausbildungsdurchgangs verliehen werden kann, wie ich es z.B. in Rheinland-Pfalz bei der Implementierung von Ergänzungsschulen erlebt habe.

Hinsichtlich der Finanzierbarkeit müssen sich zunehmend auch öffentliche Bildungsträger Gedanken machen, denn die Zeiten, in denen Kommunen und Länder deren Defizite ausgeglichen haben, werden bald vorbei sein.

Was Controlling nicht sein will und, richtig umgesetzt, auch nicht ist

Apropos Führungsunterstützung: Welchen Wert würde das schiere Ansammeln, Aufspüren, Für-wichtig-Nehmen von einer möglichst großen Zahl von Unternehmensdaten ohne kritische Wertung oder Interpretation für die Entscheidungsträger haben? Keinen. Und deswegen ist Controlling auch alles andere als »Faktenhuberei«. Die Daten werden eben nicht um ihrer selbst gewonnen bzw. gehortet, um sie dann irgendwann einmal präsentieren zu können, sondern sie dienen dem Gebrauch. Man kann nicht oft genug darauf hinweisen: Auch Faktenhuberei kann die Sicht vernebeln. Und vergeudet Ressourcen.

Zudem hat Controlling weder etwas mit den Dystopien eines paranoiden Überwachungsstaates à la George Orwells »1984« oder Terry Gilliams Meisterwerk »Brazil« zu tun, dessen »Ministry of Information« Kontrolle ausübt auf der Basis von gewonnen Informationen zweifelhafter Herkunft: Controlling überprüft die

Zielerreichung im Interesse der Wirksamkeitssteigerung, ohne die einzelnen Schulen in ihrer operativen Freiheit einzuschränken.

Professionelles Handeln muss die Gesamtzusammenhänge sehen und priorisieren, damit die einzelnen Instrumente nutzbringend und effizient gekoppelt und angewandt werden können.

Und um es deutlich auszusprechen: *Kennzahlen richtig zu interpretieren, setzt Kontextwissen voraus.* In einer Zeit, in der zwar stets von Wirtschaftlichkeit die Rede ist, aber fast ausschließlich von den Kosten und kaum vom Nutzen gesprochen wird, ist dies unbedingt zu berücksichtigen.

4   Bildungscontrolling!

Im Folgenden verenge ich den Fokus von Controlling auf Ausbildungscontrolling oder noch allgemeiner: *Bildungscontrolling*. Beide Bezeichnungen verwende ich im Folgenden weitestgehend synonym, wobei Ausbildungscontrolling natürlich eine besondere Form des Bildungscontrollings ist.[15] Bildungscontrolling ist ein Handlungsfeld des Bildungsmanagements. Unter Bildungscontrolling sollen hier alle Controllingaktivitäten in Bezug auf Aus- und Weiterbildungsmaßnahmen verstanden werden. Wir haben im vorangegangenen Kapitel schon erfahren, dass es hierbei primär um Effektivität, Effizienz und Finanzmittelbedarf geht.

Effizienz im Schulkontext bezieht sich vornehmlich auf die Produktivität, d.h. auf die produzierten Output-Einheiten (wie z.B. Verhältnis Schüler zu Lehrkraft, Anzahl der Absolventen pro Schule etc.). Geht es um Produktivität, geht es vordergründig um deren Maximierung. Zugegeben: Im Kontext von Bildung klingt dies ein wenig zu betriebswirtschaftlich, denn Bildung konzentriert sich auf Menschen, nicht auf »Human Resources«.

Ausbildungscontrolling dient dazu, die Wettbewerbsfähigkeit einer Ausbildungsstätte und damit letztlich des gesamten Unternehmens aufrechtzuerhalten und zu fördern. Die Ziele des Controllings müssen sich deswegen aus den Zielen des Unternehmens ableiten lassen, weshalb Ausbildungscontrolling auch als Teil der Organisationsentwicklung bezeichnet werden kann.

Ziele von Bildungscontrolling

Ein Controlling aufzusetzen ist nicht gerade trivial. Unternehmen würden es nicht tun, wenn sie sich davon keinen Nutzen für die Erreichung ihrer Unternehmensziele versprechen würden. Aus der Perspektive eines Bildungsträgers – welche Ziele unterstützt der Controllingservice?

---

[15] Vgl. Reinhard Zedler: Ausbildungscontrolling – ein Konzept für die Praxis. In: Günter Cramer, Stefan F. Dietl und Hermann Schmidt (Hrsg.): PersonalAusbilden: Das aktuelle Nachschlagewerk für Praktiker. Loseblatt-Sammlung, 62. Erg.-Lfg. Köln 2011, S. 1-24, hier S. 6.

- Controllingservice ermöglicht Informationsflüsse, wodurch die Transparenz intern wie extern gesteigert wird.

- Controllingservice verschafft den Entscheidungsträgern dasjenige Know-how, welches diese zur professionellen Führung der Bildungseinrichtung benötigen.

- Hinsichtlich des Finanzmittelbedarfs hilft der Controllingservice dabei, die Kosten zu senken, denn er ermöglicht, Kosten und Kostentreiber zu identifizieren.

- Controllingmaßnahmen versetzen einen Bildungsträger in die Lage, die Qualität, Effizienz und Effektivität seiner Bildungsaktivitäten zu sichern und auszubauen. In Zeiten knapper werdender Budgets, aber auch z.B. der restriktiven Förderpolitik der Agentur für Arbeit, ist dies hochrelevant.

- Durch die Erfassung von quantitativen, aber auch qualitativen Kennzahlen trägt der Controllingservice dazu bei, dass sich eine Bildungseinrichtung ihrer »wirklichen«, d.h. originären Aufgaben besinnt. In gewisser Weise ist dies eine Aussöhnung zwischen der ökonomischen und der pädagogischen Betrachtung von Bildung.

- Controllingservice ermöglicht, die Handlungen aus der Perspektive der verschiedenen, d.h. internen wie externen Interessensgruppen zu betrachten und nach deren Bedürfnissen auszurichten. Stakeholderorientierung heißt dies auf Neudeutsch. Insbesondere für Non-Profit-Organisationen wird dies immer wichtiger. Controllingservice liefert dabei die Entscheidungsgrund-lage für das Strategische Management, denn er erarbeitet die Informations-basis, die für eine zielorientierte Strategieentscheidung notwendig ist:

  »Zu diesem Zweck müssen die interne und externe Situation des Geschäftsfelds analysiert und deren zukünftige Entwicklung prognostiziert werden, um darauf aufbauend später denkbare Strategiealternativen entwickeln zu können.«[16]

---

[16] Vgl. dazu Harald Hungenberg: Strategisches Management in Unternehmen. Ziele – Prozesse – Verfahren. 6., überarb. Aufl. Wiesbaden 2011, S. 87.

Benchmarking

Die Aussagekraft der eigenen Daten kann noch gesteigert werden, wenn diese mit anderen Daten verglichen werden. Ausbildungsstätten sollten sich die Möglichkeiten und Vorteile, die Benchmarking bietet, vergegenwärtigen – immer vorausgesetzt, dass es qualitativ hochwertig durchgeführt wird.

Internes Benchmarking bietet sich vor allem für Schulzentren, Bildungszentren, und Unternehmensakademien, die mehrere Ausbildungen anbieten, an, weil es sich mit dem Vergleich von ähnlichen Tätigkeiten oder Prozessen innerhalb von Schulen beschäftigt, um die effektivsten Prozesse für alle anderen Schulen fruchtbar zu machen, sofern dies möglich ist.

Für *externes Benchmarking* ist hingegen ein externer Partner nötig, da die eigenen Bereiche mit denen von anderen verglichen werden. Es kann hierbei zwischen

- konkurrenzbezogenem,

- branchenbezogenem und

- branchenunabhängigem Benchmarking

unterschieden werden. Die Schwierigkeit besteht zumeist darin, eine andere Ausbildungsstätte zu finden, die sich in die Karten schauen lässt. Wenn keine unmittelbare Konkurrenzsituation besteht, etwa weil es kein gemeinsames geografisches Einzugsgebiet gibt, sollte dies – im Sinne einer strategischen Partnerschaft z.B. und unter Berücksichtigung von Datenschutz und Schweigepflicht – unter Umständen möglich sein.

Aus der Perspektive der Organisationsentwicklung ist das Tolle an Benchmarking, dass es die Möglichkeit eröffnet, einerseits von den Besten zu lernen, andererseits die Schwachstellen in der eigenen Bildungseinrichtung zu erkennen und zu analysieren, wo Verbesserungspotenziale schlummern:

> »Lernen bedeutet dabei zu verstehen, welche Parameter den Erfolg der Besten begründen und was diese nachvollziehbar besser machen. Dabei kann es ebenso hilfreich sein, von den Misserfolgen anderer zu lernen.«[17]

---

[17]   Siehe Manfred Haubrock und Walter Schär (Hrsg.): Betriebswirtschaft und Management im Krankenhaus. 3., vollständig überarb. u. erw. Aufl. Bern u.a. 2002, S. 240.

Stakeholder, Entscheidungsträger und Personas

Was sind eigentlich *Stakeholder*, die man auf Deutsch mit Anspruchs- oder Interessensgruppen übersetzen kann? Die »klassische« Definition des Begriffs Stakeholder stammt von R. Edward Freeman, und er unterschied eine weite von einer engen Definition:

> »A stakeholder is any group or individual who can affect or is affected by achievement of the organization's objectives. [...] Groups which can affect the strategic direction and its implementation«.[18]

Hier ging es Freeman also um Beeinflussung. Beeinflussung ist jedoch nicht notwendigerweise geschäftskritisch, worauf Freeman in seiner engen Definition rekurriert: »those groups who are vital to the survival and success of the organization«.[19] Typische Stakeholder eines Unternehmens sind beispielsweise Lieferanten, Kunden, Mitarbeiter, Management, Eigentümer, Behörden, Konkurrenten etc. Typische Stakeholder einer Nonprofit-Organisation sind dagegen Mitglieder, Ehrenamtliche, hauptamtliches Management, hauptamtliche Mitarbeiter, freiwillige Helfer usw.

Warum sind Stakeholder von Belang? Für jedes Unternehmen ist es jenseits von Umweltentwicklungen und Trends wichtig, dauerhaft die Erwartungshaltungen seiner Interessensgruppen zu erfüllen. Das ist nicht weniger als eine Erfolgsvoraussetzung. Werden die Erwartungen nicht erfüllt, wenden sich Stakeholder vom Unternehmen ab. Und dies kann gefährlich werden für die Entwicklung und letztlich die Existenz des Unternehmens.[20] Deswegen ist nicht nur die Kenntnis der Interessensgruppen, sondern auch die Analyse von deren *Erwartungshaltung* eine wichtige Aufgabe der strategischen Analyse auf Unternehmensebene.[21] Controllingservice hilft dabei.

---

[18] R. Edward Freeman: Strategic Management. A Stakeholder Approach. Boston, MA 1984, S. 46.
[19] Ebd., S. 42.
[20] Vgl. Hungenberg, S. 423.
[21] Ebd., S. 423f.

Stakeholder im engeren Sinne

Wer sind die Interessensgruppen bzw. Stakeholder von Ausbildungen an Schulen des Gesundheitswesens? Das ist unterschiedlich und hängt davon ab, um welche Einrichtung es sich handelt. Betrachten wir zunächst einmal Ausbildungsstätten von Kliniken:

- Klinikeigene Schulen z.B. unterstehen einer Geschäftsführung, einem Vorstand und auch einem Aufsichtsrat. Das sind die Entscheidungsträger. Traditionell gehört der Bereich Aus- und Weiterbildung zum Ressort der Pflegedirektion bzw. des Pflegevorstands, in konfessionellen Häusern auch zum Klinikoberen. Diese Zuordnung mag ursprünglich mit der Pflege- sowie der Hebammenausbildung zusammenhängen und auch damit, dass die Weiterbildungen in der Vergangenheit primär auf Pflegepersonen fokussierten.

- Mit der ATA- und OTA-Ausbildung haben wir zwei weitere Bildungsprodukte, die nahe an der Pflege sind, weil sie sich ursprünglich aus den Weiterbildungen »Fachpfleger für Intensivpflege und Anästhesie« und »Fachpfleger für den operativen und endoskopischen Funktionsdienst« entwickelt haben.

- Aus- und Weiterbildung ist in Kliniken also traditionell »pflegelastig«, woraus mitunter aber unglückliche Konstellationen erwachsen können: Die Therapieausbildungen wie Ergotherapie, Logopädie und Physiotherapie sehen sich ebenso traditionell eigenständig, die MT-Ausbildungen oftmals näher an der Medizin; jedenfalls in mehr oder weniger ausgeprägter Konkurrenz zur Pflege. Hier kann Konfliktpotenzial angelegt sein.

- Wichtige Stakeholder sind die betriebsverfassungsrechtlichen Mitbestimmungsorgane Personalrat, Betriebsrat sowie – bei konfessionellen Trägern – die Mitarbeitervertretung (MAV); ferner die Jugendauszubildendenvertretung (JAV).

- Die Klinik selbst, d.h. der klinische Betrieb, ist ebenfalls Stakeholder, denn sie hat Bedarf an gut ausgebildeten Fachkräften.

- Die einzelnen Leitungen der Schulen sowie die Lehrkräfte sind Stakeholder, unabhängig davon, ob sich letztere in einem festen oder freien Beschäftigungsverhältnis befinden – Karl E. Weicks »lose Kopplung« lässt schön grüßen.[22]

- Wenn mehrere Schulen unter dem Dach eines Schul- oder Bildungszentrums zusammengefasst sind, existiert oftmals ein zentraler Schulleiter, der gesamtverantwortlich für die Ausbildung ist.

- Die Abteilungen Controlling und Personalcontrolling haben ebenfalls mit den Ausbildungsaktivitäten zu tun. Sie liefern Information, die für das Bildungscontrolling gebraucht werden – etwa Krankenstände, Fehlzeitenstatistik, eine Übersicht über Eingruppierung und Qualifikation usw. –, und sind gleichzeitig dessen Empfänger.

- Diejenigen Anspruchsgruppen, denen gegenüber Berichtspflicht herrscht: die vorgesetzte Schulbehörde, das zuständige Referat »Gesundheitsfachberufe« im Landesministerium, für bestimmte Berufe die statistischen Landesämter.

- Sodann gibt es Anspruchsgruppen, denen gegenüber nicht unbedingt eine Berichtspflicht herrscht, mit denen die auf Kennziffern basierte Zusammenarbeit aber geboten erscheint: Gewerkschaften wie ver.di, Bochumer Bund, Berufsverbände, Arbeitskammern (Bremen und das Saarland haben das), Pflegekammern usw.

In Kliniken sind dies also die Stakeholder im engeren Sinne.

Stakeholder im weiteren Sinne

Weitere Interessens-gruppen kommen hinzu:

- Habe ich schon die Auszubildenden erwähnt? Diese werden, wie ich aus eigener Anschauung weiß, gerne einmal unterschlagen. Ich werde nicht so schnell vergessen, wie ich als Auditor in einem Feedbackbogen einer Teilnehmerbefragung folgenden Satz fand:

  »Ich wurde so lange als Kunde behandelt, wie ich den Schulvertrag noch nicht unterschrieben hatte. Ich fühle mich, als hätte ich mit meiner Unterschrift diesen Status abgegeben und gegen den des Schülers eingetauscht.«

---

[22] Vgl. Karl E. Weick: Educational Organizations as Loosely Coupled Systems. In: Administrative Science Quarterly 21 (1976), S. 1-19.

Hallo?! Dabei sollten die Auszubildenden oder Schüler doch im Fokus von Ausbildung stehen! Sie sind die Existenzberechtigung der Organisation Schule. Punkt. Deswegen dürfen sie auch erwarten, dass der Kernprozess »Ausbildung« reibungslos läuft und dass sie eine am Markt orientierte qualitativ hochwertige Ausbildung erhalten. Und sie dürfen auch erwarten, dass sich die Ausbildungsgänge weiterentwickeln, weshalb Controlling auch die Grundlage für Schulentwicklungsprozesse darstellt.

- Und habe ich schon die sonstigen Mitarbeiter genannt, etwa die Verwaltungsmitarbeiter, den hauswirtschaftlichen Dienst oder auch die Spülkräfte, die die Apparaturen in den Laboren z.B. einer Schule für Medizinische Technologen für Laboratoriumsanalytik reinigen?

- Die Patienten und deren Angehörige?

- Die Gesellschaft als solche ist auch irgendwie Stakeholder. Haben Sie schon einmal versucht, die Ausbildungskapazitäten im Bereich Gesundheits- und Kinderkrankenpflege oder Hebammenwesen herunterzufahren? Da brauchen Sie schon verdammt gute Argumente, um nicht den Volkszorn von Trägervereinen auf sich zu ziehen…

- Bei Kliniken, die Aktiengesellschaften sind, haben Sie es zudem mit den Shareholdern zu tun.

- Durch das »Gesetz über das Studium und den Beruf von Hebammen (Hebammengesetz - HebG)« ist die Hebammenausbildung akademisiert worden. Die Kliniken sind nur noch praktische Lernorte, im Saarland nennt sich das »verantwortliche Praxiseinrichtung (vPE)«. Dadurch wird die Hochschule, an der der theoretische Teil des Studiums stattfindet, zum Stakeholder.

- Auch alle anderen Hochschulen, mit denen ein Träger im Rahmen eines dualen Studiums kooperiert, sind Stakeholder.

Personas

Weiterhin kann zwischen Stakeholdern und *Personas* unterschieden werden:[23] Stakeholder benennen Gruppen von real existierenden Betroffenen, die von Ihren Bildungsaktivitäten betroffen sind. Personas hingegen sind *fiktiv*, benennen aber konkrete Eigenschaften. Personas kennen Sie vielleicht aus Design Thinking-Workshops. Dort tauchen sie sehr früh auf, weil sie ein prototypisches Benutzerprofil darstellen, das eine Gruppe von realen Nutzern repräsentiert. Personas sind somit keine echten Menschen, aber sie sind zusammengesetzt aus den Verhaltensweisen und Motivationen von echten Nutzern, wie man sie z.B. aus der Marktforschung kennt. Neben soziodemografischen Merkmalen beschreibt diese Methode weitere Dimensionen wie Motivation, Fertigkeiten und Fähigkeiten sowie konkretes Nutzungsverhalten u.ä.

In erster Linie sind Personas ein Werkzeug, welches es uns erleichtert, unsere Bildungsprodukte auf die Vielschichtigkeit verschiedener Nutzergruppen abzustimmen. Personas setzen wir immer dann ein, wenn wir aus der Perspektive der Benutzer diskutieren und beurteilen. Das Nutzungsverhalten muss man deswegen kennen, Annahmen, Klischees, Vorurteile oder auch Wunschvorstellungen sind nicht zielführend.

Warum sind Personas von Belang? Es gilt, was ich bereits für die Stakeholder festgestellt habe: Für jeden Bildungsträger ist es jenseits von Moden, Trends und Megatrends relevant, auf Dauer verlässlich die Erwartungshaltungen seiner Anspruchsgruppen zu erfüllen. Das ist die Voraussetzung, um erfolgreich im Markt bestehen zu können, denn wenn die Erwartungen nicht erfüllt werden, wenden sich Stakeholder vom Bildungsträger ab. Und dies kann gefährlich werden für die Entwicklung und letztlich die Existenz des Bildungsträgers.

---

[23] Vgl. dazu Horst Peterjohann: Personas. Anforderungen aus typischen Nutzerprofilen ableiten. Online im Internet: https://www.peterjohann-consulting.de/personas/ [Datum des Zugriffs: 2023-02-06], Lukas Fischer: Personas vs Marktsegmente vs Zielgruppen. Online im Internet: https://www.netnode.ch/blog/personas-vs-marktsegmente-vs-zielgruppen [Datum des Zugriffs: 2023-02-06] und Sharon Hudson: Personas vs. Stakeholders. Online im Internet: https://www.linkedin.com/pulse/personas-vs-stakeholders-sharon-hudson/ [Datum des Zugriffs: 2023-02-06].

Kernelemente des Controllings

Alle diese Interessensgruppen von Bildungsmaßnahmen haben ein jeweils spezifisches Interesse daran, dass »ihre« Bildungsmaßnahme funktioniert, wenngleich sie ganz unterschiedliche Ziele verfolgen können.

Aus den vorhin genannten Zielen ergeben sich fünf Hauptaufgaben des Controllings, die man auch als dessen Kernbestandteile bezeichnen könnte:

1. Controlling ist *Führungsunterstützung*.

2. Controlling ergänzt das betriebliche Rechnungswesen und liefert *Informationen* komprimiert und in adäquater Form.

3. Controlling sorgt für *Koordination und Integration*, einerseits durch Ziele, andererseits durch Aufgabenübertragung.

   Hier kommt »Management by objectives« ins Spiel, das Führen durch Zielvereinbarungen. Ziel dieses Verfahrens ist es, die strategischen Ziele des Gesamtunternehmens und diejenigen der Mitarbeiter umzusetzen, indem Ziele für jede Organisationseinheit und auch für die Mitarbeiter gemeinsam festgelegt werden. Diese Ziele sollen SMART sein, ein Akronym, welches sich aus den Anfangsbuchstaben von

   - specific = »spezifisch«,
   - measurable = »messbar«,
   - attainable = »erreichbar« bzw. akzeptiert/angemessen/attraktiv/ausführbar/ anspruchsvoll,
   - realistic = »realistisch« bzw. relevant = »relevant« und
   - timed = »terminiert« zusammensetzt.[24]

   Die Ziele sollen aber nicht nur SMART sein, sondern müssen zusätzlich drei Dimensionen der Zielbeschreibung enthalten:[25]

   - Inhalt (z.B. Anzahl Auszubildende innerhalb einer Ausbildung),
   - Ausmaß bzw. Umfang (z.B. Erhöhung der Anzahl männlicher Auszubildender in der Pflegeausbildung um 5 Prozent – auch eine Form, das Thema Diversity umzusetzen) sowie

---

[24] Vgl. hierzu Ulrich Wirth: Anreize schaffen! Mit Zielvereinbarungen Gesundheitsfachschulen innovativ machen und zur Fachkräftesicherung beitragen. Norderstedt 2014.

[25] Vgl. dazu Ekkehard Kappler: Controlling. Eine Einführung für Bildungseinrichtungen und andere Dienstleistungsorganisationen. Münster u.a. 2006, hier S. 39.

- Zeitbezug (z.B. innerhalb des nächsten Ausbildungsjahres, bis zum Jahr 2030 oder ähnlich).

Fehlt auch nur eine dieser Dimensionen, ist das Ziel nicht genau genug beschrieben, wodurch eine zielgerichtete Steuerung durch das Controlling unmöglich wird.

Für die Aufgabenübertragung bedarf es ebenfalls einer Datenbasis. Diese liefert das Controlling. Auch im Bildungssektor spricht man von Dezentralisierung und Autonomie, von Delegation und Partizipation. Mit welchen Entscheidungskompetenzen Mitarbeiter ausgestattet sein müssen, um ihre Aufgaben erfüllen und die vereinbarten Ziele überhaupt erreichen zu können, beantwortet das Controlling.

4. Controlling dient der *Zielorientierung* und ermöglicht damit *vorausschauende Planung*. Dieser Aspekt steht in engem Zusammenhang mit der Ergebnisorientierung. Controlling ermöglicht die Steuerung über die Inputseite, etwa über personelle oder monetäre Ressourcen. In Ermangelung einer Ergebnisbetrachtung (Output) können aber keine eindeutigen Aussagen über Effektivität, Effizienz und Finanzmittelbedarf getroffen werden. Ohne das ist keine zielgerichtete Führung möglich. Ziele können sich dabei auf die einzusetzenden Ressourcen, auf Prozesse, auf Ergebnisse oder eben auf Wirkungen beziehen, den sogenannten Outcome.

5. Controlling dient der *Ergebnisorientierung* und das wäre zugleich der einzige Bereich, der mit dem verpönten Begriff *»Kontrolle«* umschrieben werden kann. Ergebnisorientierung bedeutet, dass über die gewünschten Ergebnisse sowohl quantitativ als auch qualitativ Ziele vereinbart werden, die die Basis für die Festlegung der notwendigen Ressourcen (Input) bilden. Für die Führungsebene bleibt die Entscheidung über die Ergebnisse (Niveau und Qualität) sowie die rückwirkende oder begleitende Evaluation.

Für beides liefert das Controlling die Daten. Für die nachfolgende Kontrolle stammen die Daten größtenteils aus einem SOLL-IST-Vergleich oder aus Kennzahlenrechnungen. Damit hat das Management die Möglichkeit, frühzeitig Korrekturmaßnahmen einleiten zu können, um zukünftig bessere Entscheidungen zu treffen oder aber sich mit anderen Mitbewerbern zu messen, denn erst im Vergleich wird der eigene Status quo klarer.

5 Aufgaben des Controllers

Ausbildungen und Bildungsdienstleistungen zu »controllen« ist kein leichtes Unterfangen und kann mit einigen Schwierigkeiten verbunden sein:

- Schwierigkeit der Messbarkeit(!)

- Bei staatlichen Schulen die fehlende Gegenleistung des »Kunden«, z.B. des Auszubildenden, in Form von Entgelt; im Privatschulsektor ist dies natürlich anders.

- Der fehlende Konkurrenzdruck, etwa bei Ausbildungsgängen mit Allein-stellungsmerkmal, aber auch ein gefühlt nicht vorhandener Konkurrenzdruck bei solchen Ausbildungsgängen, die sich nach wie vor großer Nachfrage bzw. Beliebtheit erfreuen, oder bei schulgeldfreien Ausbildungsgängen an staat-lichen Schulen, die ein vergleichbares, aber schulgeldpflichtiges privates Pendant haben (Verzerrungseffekte).

- Die Möglichkeit der (bundes- bzw. landes-)politischen Einflussnahme und auch die Zuständigkeit – wer »controllt« überhaupt?

- Keine Einsicht in die Notwendigkeit von Controlling.

- Angst vor Transparenz – man mag sich nicht in die Karten schauen lassen.

- Bereichsegoismen, verbunden mit vermeintlichem Machtverlust.

- Controlling vs. VUCA: In einer von Komplexität, Unsicherheit, exponentieller Veränderung und disruptiven Entwicklungen geprägten Welt ist die Aussagefähigkeit von Controlling immer nur begrenzt.[26]

Controlling ist eine Führungsaufgabe

Controlling ist eine Führungsaufgabe und deshalb ist Controlling primär von Führungskräften auszuführen. Welche sind das? Führungskräfte im Schulkontext sind die Schulleiter, bei Schulzentren und Bildungsakademien auch zentrale Schulleiter.

Meiner Erfahrung nach haben viele traditionell ausgebildete Leitungskräfte in Schulen des Gesundheitswesens in der Vergangenheit dies nicht als ihre Aufgabe

---

[26] Vgl. dazu Nicole Dufft, Ulf Remmel und Torsten Breden: Neues Denken für Controller. In: Controlling & Management Review 4 (2018), S. 34-39.

betrachtet. Sie arbeiten administrativ, organisatorisch, pädagogisch – kümmern sich aber nicht um den Output. Ich bin in der Vergangenheit auf eine Schulleitung getroffen, der es vollkommen egal war, ob von 25 ihrer Schüler über einen Zeitraum von drei Jahren alle ins Examen geführt wurden oder nur neun, von denen drei durchfielen. Die Aufgabe der Schulleitung, so die Begründung, sei es, auszubilden – nicht mehr und nicht weniger. Und dies habe sie ja schließlich auch getan. Ausbildung als Selbstzweck? *Ok, Boomer.*

Controlling ist also Führungsaufgabe. Ich habe gute Erfahrung damit gesammelt, das Controlling beim übergeordneten Schulleiter anzusiedeln, da dieser für die Bildungsbelange verantwortlich ist und damit für die Steuerung. Jedoch kann und sollte auch arbeitsteilig gearbeitet werden. Delegiert werden können selbstverständlich Controllingaufgaben wie Erfassung, Sammlung, Verdichtung und Aufbereitung von Daten. Nicht delegiert werden permanente Überwachung von Prozessen und deren Ergebnissen, die Einleitung von Korrekturmaßnahmen oder richtungweisende Entscheidungen. Dies muss der Führungskraft obliegen.

Controlling auf mehreren Schultern zu verteilen, ist sicherlich von Vorteil, jedoch schwierig umzusetzen, weniger mangels Bewusstseins über die Wirkmächtigkeit von Controlling denn mangels Gegenfinanzierung, denn in den Post-Covid 19-Zeiten befinden sich Kliniken auf Konsolidierungskurs, was Sparen und wenig Raum für Experimente bedeutet, äußerst überschaubare Stellenpläne in Bildungszentren, die den Weg zum Profitcenter noch nicht geschafft haben.

Als Formen des Controllings lassen sich das *strategische* vom *operativen Controlling* unterscheiden. Während sich das strategische Controlling mit lang-fristigen Zielsetzungen sowie der Evaluation des gesamten Bildungsgeschehens beschäftigt, fokussiert das operative Controlling auf Aspekte der Budgetierung und der Ausführung.

Ich will jetzt hier nicht so weit gehen, um ein *Psychogramm des Controllers* zu geben. Wer auch immer Controlling betreibt, was ein Controller heute leisten muss, ist, vorhandene Zahlen zu interpretieren, sich hierzu eine Meinung zu bilden und diese auch zu vertreten – mit »liebenswürdiger Penetranz und ungefragter Beratung«, wie es Albrecht Deyhle von der Controller Akademie ausdrückt.[27]

---

[27] Vgl. hierzu Christian Lixenfeld: Neue Anforderungen für Controller Die heimlichen Co-Piloten. In: Handelsblatt (18.12.2007). Online im Internet: https://www.handelsblatt.com/unternehmen/management/neue-anforderungen-fuer-controller-die-heimlichen-co-piloten/2906866.html (Datum des Zugriffs: 2023-02-05).

6   Skill-Mix auch in Schulen – die arbeitsteilige Lernorganisation

Im vorangegangenen Kapitel habe ich darauf aufmerksam gemacht, dass Controlling eine Führungsaufgabe ist und wo ich diese verortet sehe: bei demjenigen, der für die Bildungsbelange und damit für die Steuerung verantwortlich ist.

Es spricht natürlich nichts dagegen, Controllingaufgaben wie Erfassung, Sammlung, Verdichtung und Aufbereitung von Daten zu delegieren. Nicht delegiert werden permanente Überwachung von Prozessen und deren Ergebnissen, die Einleitung von Korrekturmaßnahmen oder richtungweisende Entscheidungen, die ich zwingend bei der Führungskraft sehe.

Okay, delegieren, aber an wen? Im Universitätsklinikums des Saarlandes schaffen wir im Zuge der Umgestaltung des Schulzentrums zu einer Unternehmensakademie seit 2014 laufend neue Strukturen. Maßgeblich ist dabei der Skill-Mix in der Schule, also die arbeitsteilige Lernorganisation,[28] indem wir sogenannte Querschnittsstellen entweder neu implementieren oder bestehende Stellen umgestalten oder erweitern: Anstatt Generalisten – jeder kann alles (oder auch nicht) – haben wir Planungsverantwortliche, Schulsozialberater, Instructional Designer, Fachexperten als Produkteigner, Programmmanager. In Falle des Controllings haben wir die vorhandene Stelle für Qualitätsmanagement um einen weiteren Stellenanteil für Bildungscontrolling aufgestockt. Die Argumentationskette hierzu war recht einfach:

Qualitätsmanagement ist der Schlüssel für Zertifizierungen. Ohne Zertifizierungen gibt es keine öffentlichen Gelder, z.B. der Agentur für Arbeit. Ohne Qualitätsmanagementsystem kann keine Maßnamenummer zugeteilt werden, ohne Maßnamenummer kein Bildungsgutschein. Hier geht dem Schulzentrum potenziell Geld verloren.

Da das Bildungscontrolling Kennziffern erhebt, die auch für das Qualitätsmanagement hochrelevant sind, liegt diese Kombination nahe.

---

[28]   Vgl. dazu Hanft, 169f.

7 Berichtswesen

Jedes Unternehmen verfügt über Abteilungen, die Aussagen zur Leistungsfähigkeit des Gesamtsystems zulassen. In Kliniken sind dies z.B. das Betriebswirtschaftliche Controlling, das Operative Controlling und das Personalcontrolling. Insbesondere das Operative Controlling liefert mit seinem Berichtswesen dabei diejenigen Daten, die für die Steuerung der verschiedenen Organisationseinheiten notwendig sind. In der Personalabteilung lassen sich auch KPIs finden, mit denen Employee Engagement messbar gemacht wird: Absentismus, Absprung- bzw. Wechselrate, Bewertungsplattformen, Kundenzufriedenheit, der Net Promoter Score usw.

Detaillierte Aussagen über Aus- und Weiterbildung liefern diese Abteilungen hingegen nicht, können sie aber auch nicht, weil ihnen Daten jenseits von betriebswirtschaftlichen Daten im engeren Sinne nicht vorliegen. Wenn überhaupt, dann könnten nur die Schulen diese Aussagen treffen oder zumindest die Datengrundlage dazu liefern, denn dort werden die Daten schließlich »produziert«. Dazu müssten diese jedoch regelhaft erhoben werden. Eine Zusammenfassung aller steuerungsrelevanten Daten in Form eines *empfängergerechten* Berichtswesens ist in vielen Einrichtungen bisher nicht realisiert und passiert nur bei Bedarf, wie eingangs geschildert worden ist. Deswegen dieses Buch.

Operatives und strategisches Controlling sollte dabei nicht verwechselt werden. Denn anders als im strategischen Bildungscontrolling stehen beim Operativen Controlling nicht die Programme im Vordergrund, sondern der Managementprozess mit seinen durchaus zum Strategischen Controlling vergleichbaren Phasen der Ziel- und Maßnahmenplanung, der Ressourcenplanung, der Ausführung und der Evaluation, die sich in SOLL-IST-Vergleichen und systematischen Berichten niederschlagen.

Ohne empfängergerechtes Berichtswesen ist strategisches Bildungscontrolling aber schlechterdings unmöglich, es sei denn, man gibt sich mit Stochern im Nebeln zufrieden, wie eingangs erwähnt wurde. Darf man sich mit solcher Ahnungslosigkeit in Zeiten des durch den demografischen Wandel bedingten Fachkräftemangels begnügen? Diese Frage hatten wir bereits in der Einleitung geklärt…

8 Allgemeines zu Kennzahlen und KPIs

In den vorhergehenden Kapiteln war bereits von Kennzahlen bzw. Kennzahlensystemen die Rede. Aber was ist überhaupt eine Kennzahl, was ein Kennzahlensystem? Auch dazu findet sich in der Controllingliteratur naturgemäß allerhand.[29] Ich möchte nur kurz auf drei Definitionen eingehen, die meines Erachtens beim Verständnis helfen. »Eine Kennzahl ist eine fragebezogene Zahl mit besonderem Informationsgehalt«.[30] Bei Kennzahlen handelt es sich um »Größen, die als Zahlen einen quantitativ messbaren Sachverhalt wiedergeben und relevante Tatbestände sowie Zusammenhänge in einfacher, verdichteter Form kennzeichnen sollen«.[31] Und bringt man mehrere Kennzahlen in eine Systematik, dann ergibt dies schließlich ein Kennzahlensystem:[32] Unter einem System von Kennzahlen versteht man folglich „eine geordnete Gesamtheit von Kennzahlen, die in einer Beziehung zueinander stehen und als Gesamtheit über einen Sachverhalt vollständig informieren".[33]

Kennzahlen sollten also immer so gewählt werden, dass sie einen bestimmten *Zustand*, eine *Eigenschaft* oder eine *Leistung* in komprimierter, messbarer und verständlicher Form beschreiben. Und weil sie messbar sein müssen, bedarf es einer Messvorschrift. Kennzahlen sollen Transparenz herstellen und die Entscheidungsträger bei deren Entscheidungsfindung unterstützen. Sie übersetzen Eigenschaften in Zahlenwerte und setzen diese in den Zusammenhang mit Management: quantitative Informationen mit einer besonderen Aussagekraft hinsichtlich von Zielen und Zielerreichungsgrad.

Mit Kennzahlen wird also gemessen, wovon man mehr oder weniger haben möchte: z.B. mehr Pflegeschüler, die ihr Examen bestehen, oder mehr Unterrichtsstunden pro festangestellte Lehrkraft; weniger Unterrichtsstunden, die von Honorardozenten übernommen werden oder weniger Kosten für Werbemaßnahmen.

---

[29] Ich verweise in diesem Zusammenhang auf den entsprechenden Beitrag im Online-Verwaltungslexikon olev.de, Version 2.93. Online im Internet: https://www.olev.de/k/kennz.htm [Datum des Zugriffs: 2014-03-25], der quasi in kompakter Form das »Kleine Einmaleins« der Kennzahlen, Kennzahlenwerte und Zielwerte liefert.
[30] Kappler, S. 139.
[31] Hans-Ulrich Küpper: Controlling. Konzeption, Aufgaben, Instrumente. 4. Aufl. Stuttgart 2005, S. 359.
[32] Vgl. Tropp, S. 4.
[33] Vgl. Zedler 2011, S. 17.

Kennzahlen bilden *Zustände, Eigenschaften und Leistungen* rund um Bildungs-produkt und Bildungsträger ab (=IST-Zustand). Mit Kennzahlen lassen sich jedoch auch *Zielgrößen* festlegen (=SOLL-Zustand), wodurch es möglich wird, durch den Vergleich von SOLL- und IST-Werten die Zielerreichung zu messen. Diese Messung sollte nun periodisch vorgenommen werden. Denn wenn man Kenn-ziffern über einen längeren Zeitraum beobachtet, steigt deren Aussagekraft, so dass daraus Entwicklungen und Trends abgelesen werden können.

Die richtigen Kennzahlen

Es genügt nicht, irgendwelche Kennzahlen zu haben. Es müssen schon die richtigen sein. Was sind die richtigen Kennzahlen? Was sind die Leitgrößen im Zusammenhang mit dem Gesamtziel? Schauen wir uns hier kurz einmal die Perspektive der Betriebswirtschaftslehre an.

Das Ziel von Controlling besteht darin, so genannte *Key Performance Indicators (KPIs)* zu erheben, d.h. solche Indikatoren, die mit Wertschaffung zu tun haben. Darunter versteht man in der Betriebswirtschaftslehre Kennzahlen, die sich auf den Erfolg, die Leistung oder Auslastung des Unternehmens und seiner einzelnen organisatorischen Einheiten beziehen. *Leistungskennzahlen* also. Auf Aus-bildungscontrolling heruntergebrochen, besteht dessen wesentliche Aufgabe darin, Daten über *pädagogische und betriebswirtschaftliche Indikatoren der Qualität* bereitzustellen.[34]

Diese Daten liefern den Entscheidungsträgern die Basis für gute unternehmerische Entscheidungen und damit Informationen für die zielführende Umsetzung der Unternehmensstrategie. KPIs ermöglichen ein schnelles Handeln, wenn dies erforderlich ist. Festgelegt werden sie von der Unternehmensleitung. Sie unterscheiden sich von Unternehmen zu Unternehmen, selbst wenn es sich um die gleiche Branche handelt. Mit Hilfe von KPIs weiß jedes Unternehmensmitglied, wo der Fokus der Tätigkeit liegt und welche Ziele verfolgt werden sollen.

Aufgrund ihres Leistungsbezugs dienen Kennzahlen dem Management und Controlling dazu, Unternehmensprozesse, einzelne Projekte oder Abteilungen zu »controllen« und entsprechend zu bewerten. Je nach eingenommener Perspektive (z.B. des internen Rechnungswesen, von Kunden oder des Management selbst) werden als KPI unterschiedliche Größen herangezogen: So interessiert sich das

---

[34] Vgl. dazu Zedler 2011, hier S. 16.

interne Rechnungswesen hauptsächlich für Ergebnis- und Rentabilitätskennzahlen, Liquiditäts- oder Cashflow-Kennzahlen, das Management mehr für Projektkenngrößen oder Qualitätskenngrößen, das Marketing richtet sein Augenmerk auf Kundenbeziehungskennzahlen, Kommunikationskennzahlen oder Kenngrößen zur Preisgestaltung.

Und die Schulen? Worauf sollte vor diesem Hintergrund ein Bildungscontrolling für Schulen für Gesundheitsfachberufe achten? Um herauszufinden, welche Statistiken und Zahlen sinnvoll sind, müssen im Vorfeld zwei Fragen gestellt und beantwortet werden:

- Was wollen wir erreichen?

- Welche Faktoren tragen dazu bei, dieses Ziel zu erreichen?

Insbesondere die zweite Frage hat es in sich und ist alles andere als trivial. Demnach werden Kennzahlen benötigt, die verlässlich Ursache und Wirkung widerspiegeln. Kennzahlensystem klingt immer so groß. Tatsächlich aber geht es nicht darum, möglichst viele Kennzahlen zu finden, sondern in erster Linie aussagekräftige Kennzahlen zu bilden. Zudem müssen diese Größen persistent und prognosefähig sein.

Der Prozess der Bildung von Kennzahlen könnte wie folgt aussehen:

- Definieren Sie das Unternehmensziel hinsichtlich der Ausbildung.

- Entwickeln Sie eine Theorie über Ursachen und Wirkung für die entscheidenden Werttreiber, z.B. Umsatz, Kosten und Investitionen. Beantworten Sie dann die Frage, ob diese Größen einen direkten Einfluss auf finanzielle Kennzahlen haben.

- Was können Ihre Mitarbeiter zum Erreichen des Ziels beitragen?

- Überprüfen Sie alle Zahlen!

Prozess klingt danach, dass mehrere daran beteiligt sind? Richtig, deswegen sollten die Kennzahlen auch vereinbart werden, etwa zwischen Führungskraft und Mitarbeiter, denn das schafft Akzeptanz.

Die meisten klinikeigenen Ausbildungsstätten betreiben Ausbildung primär aus der personalwirtschaftlichen Perspektive. Mit ihren Ausbildungsanstrengungen wollen sie vier Ziele erreichen:

- Mitarbeiter sollen nach Bedarf aus den Reihen der examinierten Auszubildenden rekrutiert werden. Das interne Personalrecruiting steht also im direkten Zusammenhang mit der durch den wirtschaftlichen, technischen und demografischen Wandel notwendig gewordenen Fachkräftesicherung.

- Die ganzheitliche Entwicklung der Auszubildenden, d.h. neben fachlichen Inhalten stehen Inhalte wie Persönlichkeitsbildung sowie soziale Kompetenzen im Umgang mit sich selbst (z.B. Selbstvertrauen und Eigenverantwortung), mit anderen (z.B. Empathie und Kritikfähigkeit) sowie in Bezug auf Zusammenarbeit (z.B. Team- und Kommunikationsfähigkeit). In diesem Zusammenhang kommt den *Future Work Skills* eine große Bedeutung bei (vgl. hierzu Kapitel B 7).

- Sodann tragen Schüler zur Wertschöpfung bei, denn sie übernehmen innerhalb der Praxiseinsätze (angehende Pflegefachmänner und Pflegefachfrauen leisten deutlich mehr als die gesetzlich geforderten 2500 Stunden in drei Jahren!) Aufgaben, wodurch Kollegen merklich entlastet werden. Ähnliches gilt z.B. für die Physiotherapieschüler, die ebenfalls Leistungserbringer sind.

- Sind die Schüler mit ihrer Ausbildung in Theorie und Praxis zufrieden, sind sie potenzielle »Testimonials«, weil sie ein positives Image der Ausbildungsstätte glaubwürdig weitertransportieren – oder zumindest kein negatives Image verbreiten. Gerade im Zeitalter der digitalen Kommunikation via Social Media ist diese Dimension nicht zu unterschätzen.

Weitere Zielformulierungen sind denkbar, etwa hinsichtlich des Renommees, der Imagepflege, der sozialen Verantwortung, eines Landesauftrags, dem es gerecht zu werden gilt, etc. Was ist für Ihre Einrichtung spezifisch? Diese Zielformulierungen sollten sich entsprechend in den Kennziffern widerspiegeln.

Welche Faktoren tragen nun dazu bei, dass eine Ausbildungsstätte diese Ziele erreichen kann? Diese Frage ist grundsätzlich nur ganzheitlich zu beantworten, da die Ausbildungsqualität etwa im direkten Zusammenhang steht mit dem Personalschlüssel am Lernort »Station«, auf der ein Schüler seinen Praxiseinsatz hat, der Arbeitszufriedenheit der dortigen Mitarbeiter, dem Image von z.B. Pflege usw.

Wenn man dies ernst nimmt, dann stößt man damit an die Grenzen von Controlling: Denn manche Fakten, die relevant sind, lassen sich nicht oder nur schwer beeinflussen. Aber sie lassen sich durch das Controlling wenigstens identifizieren und benennen. Hier soll sich daher jedoch zunächst auf die Schulsicht beschränkt werden.

Aus Sicht der meisten Schulen dürften die beiden folgenden Faktoren zielführend sein:

- Eine strukturierte und prozessorientierte Ausbildung.

- Eine personelle und sächliche Ausstattung, die Ausbildung auf dem gewünschten Niveau garantiert.

Diese Faktoren werden in Teil B zu Kennziffern.

Typische Fragestellungen und die daraus resultierenden Kennziffern

In der einschlägigen Literatur finden sich viele Beispiele für typische Fragestellungen und die Kennziffern, die sich daraus bilden lassen:[35]

Fragestellungen	Kennziffer
Wie viel kostet ein Auszubildender pro Zeiteinheit?	Kosten des Auszubildenden
Bei Vollkostenbetrachtung: Wie hoch ist die Investitionssumme für einen Besteller?	Kosten des Auszubildenden
Wie hoch sind die Anteile der allgemeinbildenden unterschiedlichen Schulabschlüsse an den Gesamteinstellungen? Wer besteht das Auswahlverfahren? Wer sind die geeigneten Auszubildenden?	Vorbildungsquote
Wie viele hauptberufliche/nebenberufliche Ausbilder werden benötigt, um ein bestimmtes Qualitätsniveau zu erreichen/zu erhalten?	Betreuungsquote

---

[35] Vgl. Zedler 2011, S. 18f.

Ist eine Reorganisation notwendig (Steuerungsfaktor)? Welche gesellschafts-politische Bedeutung hat die Ausbildung im Unternehmen? Wo steht unser Unter-nehmen? Wo steht unser Unternehmen im Vergleich zu anderen Unternehmen (Image)?	Ausbildungsquote
Welche Marketing-Instrumente zur Rekrutierung sind die wirkungsvollsten?	Rekrutierungsquote
Wie viele Ausbildungsabsolventen verliert der Betrieb an den Markt? Wie hoch ist der Verlust des Investments des Betriebs?	Abgangsquote
Welche Aufgaben kann ein Auszubildender in der Ausbildungsabteilung abdecken?	Kapazitätsbedarf für Azubi-Aufgaben
Wie ist der Notendurchschnitt der im Betrieb Ausgebildeten im Vergleich zum Bundes-durchschnitt?	Quote der Abschlussergebnisse
Wie ist der Qualitätsstandard der Ausbilder?	Bewertung der Ausbilder durch die Auszubildenden

Tabelle 1: Von der Fragestellung zur Kennziffer

Key Performance Indicator vs. Performance Indicator

Und übrigens: PricewaterhouseCoopers hält zwischen vier und zehn KPIs für die meisten Unternehmen für völlig ausreichend, unterscheidet dabei streng zwischen *Key Performance Indicators* und *Performance Indicators (PIs)*. Das »Key« steht für »Schlüssel« und bezeichnet Indikatoren, die den Erfolg und die Unternehmensziele abbilden.[36]

---

[36] Vgl. PricewaterhouseCoopers LLP (Hrsg.): Guide to key performance indicators. Communicating the measures that matter. o. O. 2007, S. 4f. Online im Internet: https://www.pwc.com/gx/en/audit-services/corporate-reporting/assets/pdfs/uk_kpi_guide.pdf [Datum des Zugriffs: 2023-02-22].

Alles ist eitel – gibt es auch *falsche* Key Performance Indicators?

Falsch vielleicht nicht. Aber sie können allemal irreführend sein, wenn man sie falsch ansetzt oder wenn sie nicht mit den Hauptzielen abgestimmt sind. In diesem Fall spricht man von *Vanity Metrics*.[37] Es handelt sich dabei um Kennzahlen, mit denen man so richtig Eindruck schinden kann, zumindest auf den ersten Blick, die aber keinerlei Auskunft über die Leistung eines Unternehmens oder einer beabsichtigten Unternehmensstrategie liefern. Vor diesem Hintergrund ist es sehr bedeutsam, die Betrachtung von KPIs den Zielen des Unternehmens anzupassen.

Um vermeintliche KPIs als Vanity Metrics zu entlarven, genügen eigentlich drei Leitfragen:

1. Welche geschäftliche Entscheidung können wir mithilfe der KPI treffen?
2. Was können wir tun, um das Ergebnis absichtlich zu reproduzieren?
3. Spiegeln die Daten die Wahrheit tatsächlich wider?

Damit können Sie die Hochglanzbroschüren Ihrer Mitbewerber oder deren Selbstaussagen auf der Homepage zerlegen. Aber Achtung: Diese Art von Fragen können Sie auch von Ihrer eigenen Geschäftsführung gestellt bekommen…

Ein schönes Beispiel für Vanity Metrics ist die Anzahl der Seitenaufrufe, unter den KPIs sicherlich eine der beliebtesten. Oberflächlich betrachtet sehen Seitenaufrufe nach etwas aus: Nach Traffic, nach Auffindbarkeit, nach erfolgreichem Content Marketing usw. Wirklich? »Seitenaufrufe sind dann eine nützliche Kennzahl, wenn Sie diese Aufrufe in etwas Umsetzbares ummünzen oder aufzeigen können, in welchem Zusammenhang dieser Wert zu Ihren geschäftlichen Zielen steht. Für sich genommen und ohne Kontext vermittelt Ihnen diese Kennzahl jedoch nur das Gefühl, Sie wären beliebt.«[38]

Viel bedeutsamer wäre es hingegen zu wissen, ob aus den Besuchern der Internetpräsenz Ihres Bildungszentrums auch Auszubildende werden.

---

[37] Vgl. hierzu Tableau Foundation: Die Definition von Vanity Metrics (und woran sie zu erkennen sind). Online im Internet: https://www.tableau.com/de-de/learn/articles/vanity-metrics [Datum des Zugriffs: 2023-02-22], auf das ich mich im Folgenden beziehe.
[38] Ebd.

Seitenaufrufe sind für sich genommen also nur wenig aussagekräftig, zielführender wäre es, sich auf die Qualität und das Verhalten der Besucher zu konzentrieren. Auch dafür gibt es PIs, etwa die Bounce Rate (Absprungquote), die Besuchszeit auf der Seite, die Sitzungen und die pro Sitzung besuchten Seiten sowie die Klickrate (Click-Through Rate, CTR) nach Handlungsaufforderungen.

9 Darstellungsweise und Kommunikation der Kennzahlen

Schön, wenn man ein Kennzahlensystem entwickelt hat. Es wird Ihnen aber nichts nutzen, wenn Sie es nicht kommunizieren. Neben der richtigen Ermittlung einer Kennzahl sind deren Darstellungsweise und deren Kommunikation mindestens genauso wichtig. Hierbei müssen jedoch einige Faktoren, die teilweise speziell auf Ausbildungsstätten zutreffen, beachtet werden.

Kennzahlen sind ein mächtiges Werkzeug. Allerdings können sie keinesfalls die Arbeit eines kompletten Berichtswesens ersetzen, da sie Informationen teilweise zu stark komprimieren und Detaileinblicke in die Zahlen nicht möglich machen. Dennoch sind sie bestens geeignet, die bestehenden Berichte zu unterstützen und vor allem das Verständnis für diese erheblich zu erhöhen.

Eine geeignete Form dafür bildet ein »Themen-Dashboard« mit einem »One-Page-Only-Bericht«. Dafür gibt es bereits eigene Software, Microsoft Excel tut es aber auch. Dieser Bericht im Umfang einer Seite ist optimal, da somit ein schneller Überblick über das aktuelle Zahlenmaterial möglich ist. Eine geeignete Visualisierung hilft bei der Erfassung der Ergebnisse.

Des Weiteren sollte berücksichtigt werden, dass nicht zu viele Kennzahlen abgebildet werden, da sonst die Gefahr eines »Information Overflow« dräut. Radikale Berichtswesen sind sogar so weit komprimiert, dass sie nur Kennzahlen enthalten, die auf ein Problem hinweisen, wodurch ein Bericht von Berichtszeitraum zu Berichtszeitraum anders aussehen kann. Die Berichte müssen *empfängergerecht* sein, d.h. sie sollen den Informationsbedarf des Empfängers vollständig befriedigen können. Was dies genau bedeutet und welche Kriterien an Empfängergerechtigkeit gelegt werden, zeigt das folgende Kapitel.

Darüber hinaus sind unbeachtete Informationen auch unwirtschaftlich. Deshalb sollten zunächst die Kennzahlen mit den Empfängern besprochen werden, damit eine Vorauswahl von Kennzahlen getroffen werden kann, die diesen »gefällt« und das Zahlenmaterial optimal abbildet. Generell wird empfohlen, Kennzahlen im Gegenstromprinzip zu ermitteln, also zu vereinbaren. Darüber hinaus muss die Rückkopplung und Verarbeitung von Empfängerfeedback sichergestellt sein.

Weiterhin hat eine einzelne Kennzahl keine allzu große Aussagekraft. Um diese Aussagekraft zu erhöhen, gibt es einige Maßnahmen, welche unbedingt durchgeführt werden sollten. Planwerte für den aktuellen Monat sowie ein

Vergleich der Werte zum Vorjahr sind unabdingbar, um die Zahlen vernünftig auswerten zu können. Ferner ist es wichtig, mit einer kurzen Analyse die Gründe für die möglichen Abweichungen aufzuzeigen. Ergänzt werden könnte dies durch eine »Ampeltechnik« als visuellem Warnhinweis, wo für eine positive Entwicklung grün, eine stagnierende gelb-orange und eine negative rot angezeigt wird.

Die Datenerhebungsfrequenz muss an den Informationsbedarf der Interessensgruppe angepasst werden. Aktuelle *Ad-hoc-Anfragen* müssen jedoch jederzeit möglich sein.

Wie oft ist es schon vorgekommen, dass die zur Umsetzung der Vorgaben des § 6a Abs. 3 Sätze 4 und 7 des Gesetzes über die Entgelte für voll- und teilstationäre Krankenhausleistungen (Krankenhausentgeltgesetz - KHEntgG) im Rahmen der Vereinbarung des Pflegebudgets benötigten Informationen im Vorfeld der Verhandlungen mit den Kostenträgern zwar brav geliefert wurden, während der Verhandlungen selbst jedoch weitere Fragen auftauchen, die nur über eine dringliche Anfrage in der Mittagspause geklärt werden konnte…

10 Wodurch wird das Berichtswesen empfänger-gerecht?

Zwischen einem *empfängergerechten* und einem *empfängerorientierten* Berichtswesen besteht durchaus ein Unterschied: Empfängergerechtigkeit ist mehr als bloße Empfängerorientierung.[39] Orientiert sich der Controller an einer Interessenslage, erfüllt er diese nicht zwingend zu 100 Prozent. Wird er dieser Interessenslage hingegen gerecht, bemüht er sich, diese zu 100 Prozent zu erfüllen. Orientierung ist – im Gegensatz zu Gerechtigkeit – somit immer nur eine Näherungslösung.

Im Folgenden gebe ich Empfehlungen, die ich als maßgeblich für ein empfängerorientiertes Berichtswesen erachte. Sie lassen sich in fünf Kategorien »clustern«:

- Rechtliche, organisatorische und finanzielle Rahmenbedingungen für Controlling

- Berichtsempfänger und Empfängerorientierung

- Berichtsinhalte

- Aufbereitung und Darstellung

- Prozesse und Organisation

Rahmenbedingungen für Controlling

Hinsichtlich der *Organisationsform, der Finanzierung sowie der Leitung der Einrichtung* haben Controlling und Berichtswesen formaljuristisch den Anforderungen gerecht zu werden, die sich aus der Rechtsform der Einrichtung ergeben. Die Leitung der Einrichtung, ggf. Schnittstellen, die sich aus den dazugehörigen Gesetzen, Satzungen etc. ergeben, geben wertvolle Hinweise auf potenzielle Stakeholder, die das Berichtswesen berücksichtigen muss.

---

[39] Diese Meinung vertraten Stefanie Brasch, Dr. Valérie Heinen, Fabian Heuel und ich im Modul »Controlling« im Sommersemester 2013 im MBA-Studiengang »Bildungs- und Wissenschaftsmanagement« an der Carl von Ossietzky-Universität Oldenburg. Gemeinsam haben wir den allergrößten Teil des in diesem Kapitel vorgestellten Kriterienkatalogs als »Handlungsempfehlungen für ein empfängergerechtes Reporting« entwickelt. Ihnen gilt mein Dank.

Ähnliches gilt für den *Auftrag der Einrichtung*. Der Auftrag der Einrichtung gibt einerseits wertvolle Hinweise auf potenzielle Stakeholder, die das Berichtswesen berücksichtigen muss, andererseits sachdienliche Hinweise auf solche Kennziffern, die in zweiter Linie, d.h. jenseits des formaljuristisch verpflichtenden Settings, relevant sind. Dies können z.B. solche Kennzahlen sein, die für Zwecke der Presse- und Öffentlichkeitsarbeit relevant sind.

Hinsichtlich der *Verortung des Controllings im Kodex der Einrichtung* (Leitbild, Strategie, weitere interne und externe Quellen) wird empfohlen, die Relevanz von Controlling bzw. Berichtswesen auch symbolisch zu verdeutlichen, weshalb sie entweder im Leitbild oder der Strategie verankert sein sollten. Zudem sollten Controlling und Berichtswesen durch weitere interne, vor allem aber externe Quellen legitimiert werden.

Neben der Legitimierung, die konsensstiftend ist, geht es hier vor allem um die Ableitung von Kennziffern, die neben dem Unternehmensbezug auch einen Wirklichkeitsbezug haben, einen Bezug zum gesellschaftlichen System bzw. zur Lebenswirklichkeit, in dem die Einrichtung verankert ist. Darüber hinaus sollte der Kodex der Einrichtung die Bildungseinrichtung zu Change befähigen. Natürlich kann aus der schieren Existenz eines solchen Dokuments nicht einfach abgeleitet werden, ob die Verortung auch gelebt wird – ein Kodex gäbe dazu aber Hilfestellung, Orientierung und Sinnstiftung und deckte den Hintergrund dazu auf.

Zu den Rahmenbedingungen gehört ebenfalls, ob ein *haus- oder unternehmensinternes Controllingkonzept* existiert. Falls nicht, würde ich die Entwicklung und transparente Kommunikation eines solchen empfehlen. Ein Controllingkonzept bringt vor allen Dingen vier Vorteile mit sich:

- Es macht transparent nachvollziehbar und begründet, wer warum welche Daten in welcher Form zu welchem Zeitpunkt benötigt (Informationslogistik).

- Es zeigt, welche Unternehmensdaten theoretisch verfügbar sind.

- Es begegnet damit dem Vorwurf von Faktenhuberei, das heißt dem bloßen Ansammeln von Daten und Fakten auf Datendeponien und in Zahlenfriedhöfen.

- Es trägt dazu bei, dass Controlling-Prozesse transparent werden und Controlling dadurch weniger dem Vorwurf der Kontrolle ausgesetzt ist.

Eine weitere Rahmenbedingung ist die *Organisation, der Aufbau, die Verortung des Controllings innerhalb der Einrichtung*. Insbesondere in größeren Unternehmen ist es wahrscheinlich, dass das Controlling nicht »in einer Hand« ist, d.h. organisatorisch getrennt ist, beispielsweise in Bildungscontrolling, Operatives Controlling und Personalcontrolling. Dennoch muss gewährleistet sein, dass sich trotzdem empfängerorientierte Berichte erstellen lassen, d.h. entweder der Zugriff auf die Daten oder ein schneller Austausch zwischen den verschiedenen Abteilungen gewährleistet sein muss.

Bezüglich der *eingesetzten Controllinginstrumente* müssen ausnahmslos alle rückwärtsgewandten Controllinginstrumente zum Einsatz kommen, die gesetzlich gefordert sind. Diese dienen häufig der Kontrolle durch den Geldgeber. Zur internen Steuerung ist der Einsatz weitergehender Controllinginstrumente (z.B. Finanzplanung) notwendig, die ebenfalls gesetzlich gefordert sein können, aber nicht müssen.

Sofern es *Schnittstellen zu anderen Controllingeinheiten* gibt, wird empfohlen, dass alle diese Schnittstellen benannt werden können. Das mag merkwürdig klingen, ich dachte dabei aber an Bildungsträger, die disloziert sind und deren Controlling deswegen räumlich getrennt sein kann. Sofern Schnittstellen Daten liefern und/oder Daten beziehen, sind sie Teil der Informationslogistik und sollten im Controllingkonzept beschrieben werden, etwa im Sinne einer Verfahrensanweisung.

Berichtsempfänger und Empfängerorientierung

Auf die Bedeutung der *Stakeholder* für das Controlling bin ich schon eingegangen. Hier sind u.a. die folgenden Fragen zu klären:

- Wer sind die internen und externen Stakeholder?

- Wer sind die Auftraggeber des Reporting?

- Wie verhält es sich mit der tatsächlichen vs. der vermeintlichen Relevanz der Stakeholder?

- Und gibt es darüber hinaus Interessensgruppen, die bisher noch nicht bedient werden?

Empfohlen wird eine dem Controlling vorgelagerte Stakeholderanalyse, die dabei hilft, den Informationsbedarf zu ermitteln und die Zufriedenheit zu erhöhen.

Allgemeine und spezifische Ziele des Reporting – diese sind natürlich abhängig von den Empfängern. Die allgemeinen Ziele sollten Steuerung, Transparenz und Information sein. Spezifische Ziele sollten die Bedürfnisse der Stakeholder berücksichtigen.

Eine zentrale Frage ist das *Ausmaß der Aggregationen* (also der Zusammenfassung) bzw. der Detaillierungsmöglichkeiten der vorhandenen Daten. Das Ausmaß der Aggregation bzw. der Detaillierungsgrad muss sich auf die Erfordernisse der Stakeholder beziehen. Klare, d.h. SMARTe Zielformulierungen erleichtern dies. Die Frage ist deswegen wichtig, weil Aggregation zu geänderten bzw. verzerrten Bildern führt. Je höher das Ausmaß der Aggregation ist, desto größer ist der evtl. auftauchende Informationsverlust.

Berichtsinhalte

Vor der *Erfassung von Kennzahlen* sollten die folgenden Fragen geklärt sein:

- Werden die Kennzahlen aus den Teilzielen der Unternehmensstrategie abgeleitet?

- Wie werden Kennzahlen außerdem abgeleitet?

- In welcher Form (Fragebogen, Interview…) werden die Daten erfasst und mit welchem EDV-System?

- Entsprechen die Kennzahlen den jeweiligen Interessensgruppen?

Kennzahlen sollten aus der Strategie und ihren Teilzielen klar ableitbar sein, dazu müssen Ziele grundsätzlich SMART formuliert werden; unterschiedliche Erfassungssysteme müssen einen gebündelten Zugriff (entsprechende Schnittstellen) ermöglichen und bedienbar sein (entsprechender Schulungsbedarf, Systemergonomie).

Sinn ist nicht die »Datenhuberei«, worauf eingangs ja bereits hingewiesen worden ist, ein blindes Sammeln von Daten ohne Ziel, sondern die aus dem Steuerungsinteresse des jeweiligen Stakeholders abgeleitete Datenversorgung. Demzufolge muss der Stakeholder definieren, was ihm wichtig ist (klare Darstellung der Anforderungen).

Der *Adressatenadäquate Umfang der Information* ist erst dann sichergestellt, wenn alle Interessensgruppen ihren Informationsbedarf vollständig befriedigen können. Adäquat und vollständig, Überfrachtung sollte hingegen vermieden werden: Gibt es Filter zur Kennzahlenpriorisierung, die sicherstellen, dass die Berichtsempfänger nicht mit Informationen überfrachtet werden? Empfohlen wird die Ermöglichung von Rückkopplungsprozessen, um auch im Zeitablauf entstehende Bedarfsänderungen zu berücksichtigen. Ein komprimierter Bericht sollte lediglich Kennziffern enthalten, die nicht auf »grün« stehen. Das bedeutet, dass ein Monatsbericht jeden Monat andere Kennziffern enthalten kann, im besten Fall gar keine. Nur die relevanten sollen sichtbar gemacht werden. Also auch hier wieder: Differenzproduktion.

Weiterhin wichtig ist die *Reportingfrequenz*. Hier sollte man sich folgende Fragen stellen:

- Wie häufig werden die Kennzahlen ermittelt und aktualisiert?

- Sind die Datenerhebungsfrequenzen an den Informationsbedarf der Interessensgruppen angepasst?

- Sind aktuelle Ad-hoc-Anfragen möglich? Welche sind möglich, welche lassen sich nicht durchführen?

Die Datenerhebungsfrequenzen sollten an den Informationsbedarf der Interessensgruppen orientiert werden, d.h. auch, dass sowohl die Datenpflege- als auch die Datenauswertungsprozesse terminiert sein sollten. Ad-Hoc-Anfragen (neu zu generierende, nicht bereits »programmierte« Abfragen an die Datenbank) sollten möglich sein – Ad-Hoc-Anfragen seitens des Gesetzgebers verpflichtend, alle anderen hängen von einer Form der Priorisierung der Stakeholder ab.

Aufbereitung und Darstellung

Stichwort Differenzproduktion: Hinsichtlich der *Aussagekraft der Daten* muss darauf geachtet werden, dass Ursache und Wirkung von Differenzen verlässlich dargestellt werden. Die Größen müssen persistent sein, d.h. eine langfristige Beobachtung bzw. Erhebung muss möglich sein, die hinter den Kennziffern liegenden Muster gleichbleibend sein. Zudem müssen die Größen prognosefähig sein.

Dazu notwendig sind Zielvorgaben, da nur diese die Darstellung von Zielabweichungen bzw. Differenzen ermöglichen. Die Annäherung an Ursachen und Wirkungen wird durch transparente Prozesse bei der Kennzahlengenerierung erleichtert (*Controllingkonzept*). Standards für Kennzahlen sollten klar definiert und zielorientiert sein.

Auch über die *Präsentationsform und grafische Darstellung* sollte im Vorfeld nachgedacht werden. Wie müssen die Daten visualisiert werden, damit die Darstellungsform dem Informationsbedarf der Berichtsempfänger entspricht? Dazu ist es notwendig, dass die Kennzahlen- bzw. Berichtsbedarfe der Stakeholder in Absprache mit diesen definiert werden. Hilfreich sind dabei Zieldefinitionen, wofür der Bericht benötigt wird. Die Orientierung sollte für den Adressaten möglichst einfach sein. Eine Regelmäßigkeit/Einheitlichkeit der Strukturen ist zu schaffen, um Wiedererkennungseffekte zu ermöglichen. Die Empfänger müssen auch Änderungswünsche äußern können, die berücksichtigt werden müssen. Stichwort ist hier der Dialog mit den Empfängern.

Daten und deren Verwendung sind politisch. Machen Sie sich daher auch über das *Wording* Gedanken. Sprechen Sie z.B. bei der Schwundstatistik über »Ausländer«, »Auszubildende mit Migrationshintergrund« oder über »Auszubildende mit Deutsch als Zweitsprache«? Wollen Sie gendersensible Sprache in Ihrem Berichtswesen? Und wie gehen Sie mit dem Urteil des Bundesverfassungsgerichts (Az 1 BvR 2019/16) um, das feststellte, dass bisherige, binäre Geschlechtsbezeichnungen (männliche/weibliche) gegen das Persönlichkeitsrecht und das Diskriminierungsverbot verstoßen, weshalb Stellenanzeigen geschlechtsneutral formuliert und das »dritte Geschlecht« mit angeben werden muss, etwa mit »(m/w/d)«, was für »männlich/weiblich/divers« steht?

Hinsichtlich des *Detaillierungsgrads im Bericht* wird empfohlen, diese so zu gestalten, dass so viel wie nötig und so wenig wie möglich abgebildet wird. Informationsbedarfsdeckung muss gewährleistet sein, ebenso die Lesbarkeit. Auch hier ist die Entscheidung über den Dialog mit den Auftraggebern sicherzustellen. Anforderungen müssen klar formuliert werden – sonst ist wieder ein starker Rückgriff auf die individuelle Einschätzung des Controllers nötig.

Prozesse und Organisation

Es ist bereits darauf hingewiesen worden, dass Daten an mehreren Stellen vorliegen. Werden dezentrale *Datenbestände zentral miteinander verbunden*? Ist die zentrale Zuständigkeit klar geregelt bzw. kommuniziert? Empfohlen werden die zentrale Bündelung der Datenbestände sowie eine genauere Definition derjenigen Kennzahlen, die als »relevant« erachtet werden sowie die regelmäßige

Überprüfung der Relevanz und Anpassung. Ferner müssen die Zuständigkeiten und Zeitpunkte bzw. Fristen für die zentrale Datenerfassung festgelegt werden. Hier sollte auch darüber nachgedacht werden, inwieweit die Zeitüberschreitung bzw. Nichtlieferung von Daten sanktioniert werden sollte.

Sind die *Verantwortlichkeiten* klar geregelt? Empfohlen wird die klare und transparente Regelung der Verantwortlichkeiten. Gerade am Anfang wird Regelungsbedarf bestehen, weil das Bildungscontrolling erst aufgebaut wird. Warum keine Überordnung bzw. organisatorische Unabhängigkeit der Stelle für Controlling?

Gibt es *Fristen* für die Bereitstellung der Berichte? Sind keine Fristen vorgegeben, sollte das Controlling sinnvolle Fristen etablieren (z.B. monatliche Bewerberzahlen im Anmeldezeitraum). Ad-hoc-Anfragen sollten möglich bleiben.

Ob die Daten in Tabellenform, MS Excel, MS Access, als Berichte aus einem Schulverwaltungsprogramm oder sonst wie verwaltet werden – es bedarf eines *Pflegeprozesses für das Berichtssystem*. Empfohlen werden auch hier die Klärung der Verantwortlichkeiten und die Festlegung von verbindlichen Fristen, so dass die regelmäßige Datenpflege sichergestellt ist.

Verarbeitung und Rückkopplung von Feedback: Gibt es Feedbackprozesse zum Reporting selbst (aktiv/passiv)? Wie wird Feedback verarbeitet? Empfohlen wird, die Dokumentation und Kommunikation von Veränderungen und Verbesserungen im Berichtswesen; darüber hinaus die Etablierung eines Kontinuierlichen Verbesserungsprozesses (KVP) des Berichtswesens und die systematische Erfassung von aktiv eingefordertem Feedback (bis hin zu einer Evaluation des Berichtswesens).

11 Eine Provokation zum Schluss: Controlling in der VUCA-Welt?

Ist Controlling überhaupt noch zeitgemäß in einer Welt, die durch Digitalisierung und Globalisierung radikal verändert worden ist und derer wir nach wie vor versuchen, mit überkommenen Tools habhaft zu werden?

Nicht erst seit der Covid 19-Krise und den sich daraus ergebenden veränderten Anforderungen an Arbeitsbedingungen, die man mit dem Konzept »New Work« allerdings nicht verwechseln sollte,[40] wird neuerdings hinterfragt, ob in einer Welt, die von *Volatilität, Unsicherheit, Komplexität* und *Ambiguität* – der *VUCA-Welt* also – gekennzeichnet ist, Erfolgsmuster der Vergangenheit ausgedient haben. Unser bisheriges Steuerungs- und Organisationsverständnis wird dadurch auf den Prüfstein gestellt,[41] was ich persönlich unter den Bedingungen von »New Work« ohnehin als notwendig erachte. Deswegen will ich diesem Gedanken hier nachgehen.

Sind Linearität, Objektivität, Vorhersehbarkeit, Berechenbarkeit und Kausalität nicht Denkmodelle einer alten Welt (die übrigens irgendwann zwischen den 1980er und 1990er Jahren zur VUCA-Welt wurde), die Controller benutzen, um wirtschaftliche, gesellschaftliche, politische und ökologische Entwicklungen berechenbar zu machen und Ursache-Wirkungs-Zusammenhänge in Datenmodellen abzubilden? Und wenn das auch in der Vor-VUCA-Welt bereits ausschließlich Näherungslösungen gewesen sind, sind diese Modelle in einer Welt, die immer weniger linear, vorhersehbar und berechenbar ist, dann überhaupt noch tauglich?

Dem Vertrauen auf Zahlen, Daten und Fakten hat dies in den vergangenen Jahrzehnten keinen Abbruch getan, denn anstatt Einsicht in die Beschränktheit des Controllings herrscht im Management noch immer ein geradezu irrationales Verlangen nach noch mehr Informationen vor, um noch solidere Entscheidungen treffen zu können. Der Glaube, zu wenige Informationen zu besitzen, verfehlt jedoch das Problem, welches in Wahrheit in zu vielen detaillierten und hoch aggregierten Informationen besteht – wir erinnern uns: »Wenn Siemens wüsste,

---

[40] Vgl. dazu Lara März: New Work. Der Mensch rückt in den Mittelpunkt. Online im Internet: https://www.cgi.com/de/de/blog/future-work/new-work-mensch-rueckt-in-mittelpunkt [Datum des Zugriffs: 2023-02-21].

[41] Vgl. dazu Dufft, Remmel und Breden, S. 35. Die nachfolgende Auseinandersetzung orientiert sich an diesem Beitrag.

was Siemens weiß.«[42] Es wird zunehmend schwieriger, wichtige Informationen von unwichtigen zu unterscheiden. Und zu allem Überfluss gibt es auch noch diejenigen Informationen, die durch die Maschen des Berichtswesens fallen und deswegen nur unzureichend abgebildet werden, wenn überhaupt. Vor dem Hintergrund, dass sich die Bedeutung von Informationen erst in deren Gebrauch zeigt,[43] ist das fatal, denn blinde Flecken sind die Folge.

Klingt das nach einem Abgesang auf Controlling? Finde ich nicht. Der Controlling-Service muss hinterfragt, VUCA-fest und damit angepasst werden.

Was das heißt? Wenn sich Unternehmen den Herausforderungen der VUCA-Welt mit z.B. agilen Methoden stellen – genannt werden iterative, adaptive kundenzentrierte, kollaborative und transparente Ansätze –, dann macht es wenig Sinn, wenn das Controlling an den traditionellen linear-hierarchische Strukturen festhält. Das mag man als Plädoyer für ein insgesamt neues Verständnis von Führung, Organisation und Unternehmenssteuerung verstehen. Dieses Fass mache ich in diesem Buch allerdings nicht auf, sondern skizziere im Folgenden die Lösungsansätze.

Für ein neues Controlling-Verständnis

Nur auf der Basis eines veränderten Umgangs wird das Controlling der Zukunft aus der Perspektive des Großen und Ganzen die richtigen Prioritäten ableiten können. Da mag ein klassisches Controlling-Mindset im Gegensatz zu einem agilen im Hinblick auf Innovationsfähigkeit und Fehlertoleranz kontraproduktiv sein, weswegen der Weg dorthin durchaus steinig sein kann:

Klassische Controlling-Ansätze	Agile Ansätze
Controlling setzt die Vorhersagbarkeit von Entwicklungen auf Grundlage von Planungsprozessen voraus.	Planungsprozesse stehen im Gegensatz zu iterativem und adaptivem Vorgehen agiler Methoden.
Berichtswesen in Form starrer Berichtsstrukturen	individuell festgelegte Sprint-Zeiträume stehen im Gegensatz zu periodischem Reporting.

[42]   Siehe Pressekonferenz Siemens „The E-Driven Company", 10.10.2000, München.
[43]   Dazu Kappler, S. 113.

Zahlen, Kennziffern und numerische Indikatoren dominieren	andere Quellen der Erkenntnis werden systematisch ausgeschlossen, etwa Design Thinking, welches explizit auf Intuition, Empathie mit dem Kunden und eine Kombination aus Emotion und Ratio setzt

Tabelle 2: Klassisches vs. Agiles Controlling

Der Ausweg besteht darin, die mentalen Modelle der Vergangenheit radikal zu hinterfragen, wozu folgender Dreischritt eine Handlungsanweisung liefert:

1. Selbsterkenntnis – eigene mentale Modelle erkennen
2. Empathie – mentale Modelle anderer verstehen
3. Systemisches Verständnis – Umgang mit systemischer Komplexität

Was das konkret bedeutet? Ohne jetzt vorschnell antworten zu wollen – wie macht ein KPI-getriebenes Unternehmen Empathie, den sozialen Kitt in der Interaktion mit Kunden und Geschäftspartnern, aber auch nach innen in das eigene Unternehmen, als Basis für moderne Teamarbeit etwa, sichtbar? Und damit zu einem eigenen KPI…

Nur wenn es Unternehmen gelingt, neue Denkansätze zur Planung, Steuerung und Führung zu entwickeln, werden sie auch in der VUCA-Welt erfolgreich sein. Deswegen ist es nicht erstrebenswert, die bisher erfolgreichen Ansätze einfach fortzuführen, das eigene Rollenverständnis nicht weiterzuentwickeln und an den bisherigen Grundannahmen unhinterfragt festzuhalten.

Ach ja: Während VUCA noch in aller Munde ist, steht mit BANI ein neues Modell im Wartestand, von dem behauptet wird, dass es noch besser zur heutigen Welt passt. *BANI* steht für *brittle* (brüchig, porös), *anxious* (ängstlich, besorgt), *non-linear* (nicht-linear) und schließlich *incomprehensible* (unverständlich, unbegreiflich).[44]

Es bleibt immerhin spannend.

---

[44] Vgl. dazu Jamais Cascio: Facing the Age of Chaos. Online im Internet: https://medium.com/@cascio/facing-the-age-of-chaos-b00687b1f51d [Datum des Zugriffs: 2023-02-05].

12   Fazit

Das im nun folgenden Teil B gezeigte Kennzahlensystem stellt eine komfortable Ausgangsbasis für den Start Ihres Controllings mit Hilfe eines Kennzahlensystems dar.

Auch wenn die Kennzahlen im Vorfeld im Gegenstromverfahren vereinbart worden sind – Sie werden sie erst beurteilen können, nachdem sie tatsächlich erhoben, in Form eines Berichts dargestellt und kommuniziert worden sind. Eine gute Gelegenheit für Sie, Feedback von Ihrer Zielgruppe einzufordern, um deren Erfahrungen für die Weiterentwicklung des Kennzahlensystems hin zu einem empfängergerechten zu nutzen. Ich würde empfehlen, in der Anfangsphase mindestens jährlich Feedback einzuholen.

Das Kennzahlensystem verdeutlicht zudem, dass fast alle Kennzahlen zu periodisch wiederkehrenden Zeitpunkten, mindestens aber einmal pro Jahr erhoben werden müssen. Die Planung einer Ausbildungsklasse liegt im Idealfall zeitlich vor dem Ausbildungsbeginn, damit *vor* dem zu planenden Ausbildungsjahr. Daher sollten die Erhebungszeitpunkte wohl bedacht ausgewählt werden.

Ausgangsbasis ist das eine. Sie werden feststellen, dass im Laufe der Zeit neue Fragestellungen entstehen, die sich auf Ihr Kennzahlensystem auswirken. Ich habe meines in den vergangenen zehn Jahren mehrfach umgebaut und erweitert...

B   Bildungscontrolling auf der Basis von Kennziffern

1   Kennziffern und KPIs des Berichtswesens

Das hier vorgelegte Kennzahlensystem habe ich so konzipiert, dass es die Leitung der Bildungseinrichtung in die Lage versetzt, wirklich alle Ausbildungsaktivitäten umfassend und sicher zu steuern. Dies setzt voraus, die Kennzahlenstruktur im Vorfeld so zu entwickeln, dass sie für strategisch-planerische Zwecke geeignet ist. Dazu bedarf es der Klärung,

- welche Kennzahlen,

- zu welchem Zeitpunkt,

- von wem und

- für wen

benötigt werden.

Klug bestimmt, lassen sich sodann die folgenden Elemente des Ausbildungscontrollings abdecken:[45]

- Ausbildungsstrategie

- Organisation

- Ausbildungsgänge

- Bedarfsorientierte Planung der Auszubildenden

- Technische Systeme

- Benchmarks

Klassische Berichte aus dem Personalcontrolling, etwa Krankenstände, Fehlzeitenstatistik, eine Übersicht über Eingruppierung und Qualifikation, tauchen hier nicht auf, eben weil sie im Personalcontrolling erhoben werden bzw. erhoben werden sollten; sie sollten aber Bestandteil des Berichtswesens sein.

---

[45]   Vgl. Zedler 2011, S. 8.

Kennziffern, wir erinnern uns, werden von Führungskräften festgelegt. Es liegt in deren Aufgabenbereich, KPIs für ihren Verantwortungsbereich zu definieren. Eine einfache und kompakte Vorgehensweise kann diese hier sein:[46]

- Führungskräfte müssen die Ziele ihres Verantwortungsbereiches kennen und diese auch klar definieren.

- Sie haben im nächsten Schritt die Aufgabe, Kennzahlen festzulegen, mit denen ein bestimmtes Ziel erreicht werden kann.

- Sie legen fest, wie die Daten der Kennzahl gemessen werden können – Messverfahren, Messrhythmus und Verantwortliche der Messung.

- Sie berechnen die Ist-Werte zu den jeweiligen Kennzahlen.

- Mitarbeiter werden über die jeweiligen Kennzahlen aufgeklärt.

- Sie treffen mit den Mitarbeitern Vereinbarungen über den Soll-Zustand.

- In weiterer Folge sind sie für die Messung und Erhebung der Daten, sowie Ermittlung der Kennzahlen und das Sichtbarmachen für die Mitarbeiter (etwa mit Hilfe eines ausgehängten Diagramms) zuständig.

- Außerdem haben sie die Kennzahlen laufend zu überprüfen. Werden sie noch gebraucht? Nein? Mag fahren dahin…

Systematisiert habe ich die hier vorliegenden Kennziffern in

I. Strukturelle Rahmendaten

II. Ausstattungsdaten

III. Ausbildungsbezogene Daten

IV. Daten der Forschung

Die Daten sind jeweils schulbezogen zu erheben, d.h. für jede Schule bzw. jede Ausbildungsklasse sowie für jede Fort- und Weiterbildung individuell.

---

[46] Vgl. hierzu teamazing GmbH: Was bedeutet KPI? Online im Internet: https://www.teamazing.de/was-bedeutet-kpi/ [Datum des Zugriffs: 2023-02-06], das ich im Folgenden zitiert habe.

Die folgenden Abkürzungen habe ich verwandt:

KV   Kaufmännischer Vorstand

OC   Operatives Controlling

PC   Personalcontrolling

QM   Qualitätsmanagementbeauftragter

SL   Schulleiter einer einzelnen Einrichtung bzw. Leiter der Fort- und Weiterbildungsstätte

VK   Vollzeitäquivalent

zSL   zentraler Schulleiter, z.B. Leiter einer Bildungsstätte, eines Schulzentrums, einer Bildungsakademie etc.

Kennziffer	Reportingfrequenz und Stichtag	Bemerkung	Wer liefert wem?	Dokument
Strukturelle Rahmendaten				
1				
1 Gesamtübersicht für alle Schulen und Lehranstalten und die Weiterbildung in den Gesundheitsfachberufen				
1.1 Auszubildende gesamt (IST-SOLL-Zustand)	Halbjährlich zum 30. März, 30. Juni, 30. September und 31. Dezember eines Jahres, Stichtag: 10. des Monats nach den genannten Daten	Diese Abfrage entspricht den Vierteljahres-statistiken des Kaufmännischen Vorstands. Verglichen werden jeweils IST- und SOLL-Werte von Jahr und Vorjahr. Das SOLL ergibt sich aus dem Ausbildungsstättenplan bzw. den internen Vereinbarungen.	QM → SL → zSL → KV	Vierteljahres-statistik
1.2 Auszubildende (IST-SOLL-Zustand) am Tag des Ausbildungsbeginns	Einmalig zum 10. des Monats nach Ausbildungsbeginn		QM → SL → zSL	Kursstatistik Ausbildungsbeginn
1.3 Geschlecht	Dito	(m/w/d)	QM → SL → zSL	Dito
1.4 Migrationshintergrund/Deutsch als Zweitsprache	Dito		QM → SL → zSL	Dito
1.5 höchster Schulabschluss	Dito		QM → SL → zSL	Dito
1.6 Teilnahme am Dualen Studium	Dito		QM → SL → zSL	Dito
1.7 nur für Fachweiter-bildung: Externe Weiterbildungs-teilnehmer	Dito		QM → SL → zSL	Dito

Kennziffer	Reportingfrequenz und Stichtag	Bemerkung	Wer liefert wem?	Dokument
1	**Strukturelle Rahmendaten**			
2	**Monatsstatistik Bewerbungen**			
2.1 Auszubildende (IST-IST_{t0}-SOLL-Zustand)	Monatlich zum 10. eines Monats	IST_{t0} entspricht dem IST-Wert am Tag des Ausbildungsbeginns	QM → SL → zSL	Monatsstatistik Bewerbungen
2.2 Anzahl Bewerbungen	Dito		QM → SL → zSL	Dito
2.3 Anzahl Bewerbergespräche	Dito		QM → SL → zSL	Dito
2.4 Anzahl Ausbildungs-verträge (unter-schrieben zurück)	Dito		PC → SL → zSL	Dito
3	**Zulassungsdaten für alle Schulen und Lehranstalten und die Weiterbildung in den Gesundheitsfachberufen**			
3.1 Bewerberzahlen pro Kurs	Einmalig zum 10. des Monats nach Ausbildungsbeginn	Kumuliert auf der Basis von 2.2	zSL	Kursstatistik Ausbildungsbeginn
3.2 Auszubildende pro Kurs (IST-Ausbildungsplätze)	Dito	Entspricht 1.2	zSL	Dito
3.3 Anzahl SOLL-Ausbildungsplätze pro Kurs	Dito	Das SOLL ergibt sich aus dem Ausbildungsstättenplan bzw. den internen Vereinbarungen	zSL	Dito

Kennziffer	Reportingfrequenz und Stichtag	Bemerkung	Wer liefert wem?	Dokument
1 Strukturelle Rahmendaten				
3 Zulassungsdaten für alle Schulen und Lehranstalten und die Weiterbildung in den Gesundheitsfachberufen				
3.4 Beantragte Plätze im Verhältnis zu tatsächlich belegten Plätzen (SOLL vs. IST)	Dito	Ergibt sich aus dem Verhältnis von 3.2 und 3.3	zSL	Dito
3.5 Verhältnis Bewerbungen zu Ausbildungsplätzen	Dito	Kumuliert auf der Basis von 2.2 im Verhältnis zu 3.2	zSL	Dito
4 Werbekosten: Print, Online, Audio/TV, Messen				
4.1 Kosten für Printwerbung (Annoncen und Inserate)	Monatlich zum 10. eines Monats	Gesamt und für die einzelne Schule bzw. Lehranstalt	Recruiting Office ➔ zSL	Werbekosten sowie kumuliert als Zusatzsheet für den Mediastreuplan
4.2 Kosten für Werbung (Online)	Dito	Dito	Recruiting Office ➔ zSL	Dito
4.3 Kosten für Werbung (z.B. Hörfunk, Podcast, TV)	Dito	Dito	Recruiting Office ➔ zSL	Dito
4.4 Kosten für Werbung (Messen)	Dito	Dito	Recruiting Office ➔ zSL	Dito

Kennziffer	Reportingfrequenz und Stichtag	Bemerkung	Wer liefert wem?	Dokument
I	**Strukturelle Rahmendaten**			
5	**Internationalisierung**			
5.1	Anzahl Auslandseinsätze	Einmalig zum 10. des Monats nach Ausbildungsende		SL → zSL	Kursstatistik Ausbildungsende
6	**Stellenausschreibungen Mitarbeiter**			
6.1	ausgeschriebene Stellen	Im Vorfeld der Ausschreibung		SL → zSL	Übersicht Wiederbesetzungen von Stellen
6.2	Bewerbungen	Während der Ausschreibung		SL → zSL	Dito
6.3	Geführte Bewerbungsgespräche	Während der Ausschreibung		SL → zSL	Dito
6.4	Kosten für Ausschreibung	Nach Wiederbesetzung der ausgeschriebenen Stelle		Recruiting Office → zSL	Dito
6.5	Besetzungsdauer bei Vakanzen	Nach Wiederbesetzung der ausgeschriebenen Stelle		Recruiting Office → zSL	Dito
6.6	Vakanzen: Arbeitgeberbrutto (in EUR)	laufend	Bei Refinanzierung von Personalentwicklungsmaßnahmen über nichtbesetzte Stellen(anteile)	PC → zSL	Personalentwicklung

Kennziffer	Reportingfrequenz und Stichtag	Bemerkung	Wer liefert wem?	Dokument
II	**Ausstattungsdaten**			
7	**Stellen für alle Schulen und die Fort- und Weiterbildung in den Gesundheitsfachberufen**			
7.1 Leitung	Halbjährlich zum 30. Juni und 31. Dezember eines Jahres. Stichtag: 10. des Monats nach den genannten Daten	In Wochenstunden und VK	PC/SL ↑ zSL → OC	Personelle Ausstattung und Jahresübersicht für die Budgetverhandlungen
7.2 Stellvertretende Leitung	Dito	Dito	PC/SL ↑ zSL → OC	Dito
7.3 Lehrkräfte	Dito	Dito	PC/SL ↑ zSL → OC	Dito
7.4 (freigestellte) Praxisanleiter	Dito	Dito	PC/SL ↑ zSL → OC	Dito
7.5 Verwaltungskräfte (Sekretariat)	Dito	Dito	PC/SL ↑ zSL → OC	Dito
7.6 Sonstige Mitarbeiter	Dito	Dito	PC/SL ↑ zSL → OC	Dito
7.7 Eingruppierung von 7.1 bis 7.6	Dito und bei Änderung	Dito	PC/SL ↑ zSL → OC	Dito

75

Kennziffer	Reportingfrequenz und Stichtag	Bemerkung	Wer liefert wem?	Dokument
II **Ausstattungsdaten**				
7 **Stellen für alle Schulen und die Fort- und Weiterbildung in den Gesundheitsfachberufen**				
7.8 Verteilung Arbeitszeit auf Unterricht, Vor- und Nachbereitung, eigene Weiterbildung, Administration usw.	Halbjährlich zum 30. Juni und 31. Dezember eines Jahres. Stichtag: 10. des Monats nach den genannten Daten	CAVE: genehmigungspflichtige Abfrage (Personalrat, Datenschutzbeauftragter)	Mitarbeiter → zSL	Personelle Ausstattung und Jahresübersicht für die Budgetverhandlungen
7.9 Frauenanteil	Dito		SL → zSL → OC	Dito
7.10 Akademisierungsquote	Dito		SL → zSL	Dito
8 **Mittel**				
8.1 Allgemeine Übersicht über die Kostenstellen	Jährlich im Januar für das Vorjahr (inkl. Vergleich mit Vorjahr)	Kostenstellenblatt	OC → zSL	Jahresübersicht für die Budgetverhandlungen
8.2 Stundenanteil externe Dozenten	Dito	Umrechnung in VK auf der Grundlage des Wareneingangs	PC → zSL	Dito
8.3 Honorare für externe Dozenten	Dito		PC → zSL	Dito
8.4 Reisekosten für externe Dozenten	Dito		PC → zSL	Dito

	Kennziffer	Reportingfrequenz und Stichtag	Bemerkung	Wer liefert wem?	Dokument
II	Ausstattungsdaten				
9	Einnahmen generiert durch Schulen und die Fort- und Weiterbildung in den Gesundheitsfachberufen				
9.1	Anteil externer Auszubildender und externer Studierender	Jährlich im Januar für das Vorjahr (inkl. Vergleich mit Vorjahr)	Externe Studierende z.B. in den Hebammenstudiengängen	SL → zSL	Jahresübersicht
9.2	Anteil externer Teilnehmer an Fort- und Weiterbildungen	Jährlich im Januar für das Vorjahr (inkl. Vergleich mit Vorjahr)		SL → zSL	Jahresübersicht
9.3	Sonstige Einnahmen	Dito		SL → zSL	Jahresübersicht
III	Ausbildungsbezogene Daten				
10	Auszubildende aller Schulen und der Weiterbildung in den Gesundheitsfachberufen				
10.1	Anzahl Auszubildende pro Ausbildungsklasse	Einmalig zum 10. des Monats nach Ausbildungsbeginn		QM → SL → zSL	Kursstatistik Ausbildungsbeginn
10.2	Anteil männlicher, weiblicher und diverser Auszubildender pro Ausbildungsklasse	Dito		QM → SL → zSL	Dito
10.3	Anzahl der Auszubildenden, die einen dualen Studiengang belegt haben	Dito		QM → SL → zSL	Dito

77

	Kennziffer	Reportingfrequenz und Stichtag	Bemerkung	Wer liefert wem?	Dokument
III	**Ausbildungsbezogene Daten**				
10	**Auszubildende aller Schulen für Gesundheitsfachberufe**				
10.4	Anzahl der Auszubildenden, die bereits eine Ausbildung oder ein Studium absolviert haben	Einmalig zum 10. des Monats nach Ausbildungsbeginn		SL → zSL	Kursstatistik Ausbildungsbeginn
10.5	Anzahl der Auszubildenden, die bereits vorher eine Ausbildung begonnen, aber nicht beendet haben	Dito		SL → zSL	Dito
10.6	Anzahl der Auszubildenden, die bereits vorher ein Studium begonnen, aber nicht beendet haben	Dito		SL → zSL	Dito
11	**Ausbildungsverlaufsdaten**				
11.1	Anzahl der Auszubildenden	Einmalig zum 10. des Monats nach Ausbildungsende	Zur Bestimmung der Auszubildendenfluktuation	QM → SL → zSL	Auszubildenden-fluktuation

	Kennziffer	Reportingfrequenz und Stichtag	Bemerkung	Wer liefert wem?	Dokument
III	**Ausbildungsbezogene Daten**				
12	**Absolventendaten**				
12.1	Gesamtzahl der Absolventen	Einmalig zum 10. des Monats nach Ausbildungsende	Muss ins Verhältnis gesetzt werden mit den Daten der »Kursstatistik Ausbildungsbeginn«	SL → zSL	Kursstatistik Ausbildungsende
12.2	Anteil männlicher, weiblicher und diverser Absolventen	Dito	Dito	SL → zSL	Dito
12.3	Absolventenanteil mit Migrationshintergrund	Dito	Dito	SL → zSL	Dito
12.4	Durchschnittsalter der Absolventen	Dito		SL → zSL	Dito
12.5	Prüfungsergebnisse im Durchschnitt	Dito		SL → zSL	Dito
12.6	Abgelegte Prüfungen	Dito		SL → zSL	Dito
12.7	Bestandene Prüfungen	Dito		SL → zSL	Dito
12.8	Durchfallquote je Prüfungsteil	Dito		SL → zSL	Dito
12.9	Erfolgsquote	Dito		SL → zSL	Dito
12.10	Erfolgsquote Nachprüfung	Dito		SL → zSL	Dito

Kennziffer	Reportingfrequenz und Stichtag	Bemerkung	Wer liefert wem?	Dokument
III	Ausbildungsbezogene Daten			
12	Absolventendaten			
12.11	Zahl der Auszubildenden, die die Schulen für Gesundheitsfachberufe ohne Abschluss verlassen	Einmalig zum 10. des Monats nach Ausbildungsende		SL ➜ zSL	Kursstatistik Ausbildungsende
12.12	Anteil der Absolventen, die unmittelbar nach dem Examen eine Arbeit aufgenommen haben	Dito		SL ➜ zSL	Dito
12.13	... davon im eigenen Unternehmen	Dito		SL ➜ zSL	Dito
12.14	Anteil der Absolventen, die 6 Monate nach dem Examen eine Arbeit aufgenommen haben	Einmalig zum 10. sechs Monate nach Ausbildungsende		SL ➜ zSL	Verbleibsstatistik
12.15	... davon im eigenen Unternehmen	Dito		SL ➜ zSL	Dito

Kennziffer	Reportingfrequenz und Stichtag	Bemerkung	Wer liefert wem?	Dokument
III	**Ausbildungsbezogene Daten**			
13	**Ausbildung**			
13.1	Anteil festangestellte Lehrkräfte (Kopf und VK)	Jährlich im Januar für das Vorjahr		PC/SL → zSL	Personelle Ausstattung und Jahresübersicht für die Budgetverhandlungen
13.2	Anteil externer Dozenten (Kopf und VK)	Dito	Die Umrechnung in VK erfolgt durch den zSL	PC/SL → zSL	Dito
13.3	Auszubildende pro Kopf bzw. VK festangestellte Lehrkräfte	Dito		zSL	Dito
13.4	Zahl der Prüfungen je Prüfer	Einmalig zum 10. des Monats nach Ausbildungsende		SL → zSL	Kursstatistik Ausbildungsende
13.5	Zahl der betreuten Abschlussarbeiten je Prüfer	Einmalig zum 10. des Monats nach Ausbildungsende		SL → zSL	Dito
14	**Fort- und Weiterbildung**			
14.1	Anzahl Teilnehmer, Teilnehmertage	Jährlich im Januar für das Vorjahr		PC/SL → zSL	Jahresübersicht

	Kennziffer	Reportingfrequenz und Stichtag	Bemerkung	Wer liefert wem?	Dokument
IV	**Daten der Forschung**				
15	**Veröffentlichungen**				
15.1	Herausgebertätigkeit	Jährlich im Januar für das Vorjahr		SL → zSL	Jahresübersicht Forschung
15.2	Anzahl an Büchern	Dito		SL → zSL	Dito
15.3	Anzahl an Artikeln in Sammelbänden	Dito		SL → zSL	Dito
15.4	Anzahl an Artikeln in Fachzeitschriften	Dito		SL → zSL	Dito
15.5	Anzahl von Presseveröffentlichungen	Dito	Auch der Aspekt der Social Media-Sichtbarkeit besitzt Relevanz!	SL → zSL	Dito
16	**Vorträge, Tagungen**				
16.1	Wissenschaftliche Vorträge (gesamt)	Jährlich im Januar für das Vorjahr und bei Bekanntgabe		SL → zSL	Jahresübersicht Forschung
16.2	Wissenschaftliche Poster (gesamt)	Dito		SL → zSL	Dito
16.3	Anzahl ausgerichteter Tagungen und Kongresse (ohne Schülertag, Tag der offenen Tür und Infotage)	Dito		SL → zSL	Dito

	Kennziffer	Reportingfrequenz und Stichtag	Bemerkung	Wer liefert wem?	Dokument
IV	**Daten der Forschung**				
16	**Vorträge, Tagungen**				
16.4	Anzahl ausgerichteter Schülertage	Jährlich im Januar für das Vorjahr und bei Bekanntgabe		SL → zSL	Jahresübersicht Forschung
16.5	Anzahl ausgerichteter Tage der Offenen Tür	Dito		SL → zSL	Dito
16.6	Anzahl sonstige Veranstaltungen	Dito	z.B. Girls' Day, Boys' Day, Sommercamps, Entdeckertouren, Tag der Pflege etc.	SL → zSL	Dito
17	**Mitgliedschaften**				
17.1	Mitgliedschaften in Berufsverbänden, Fachgesellschaften etc.	Jährlich im Januar für das Vorjahr		SL → zSL	Jahresübersicht Forschung
18	**Forschungsergebnisse**				
18.1	Anzahl der Preise der Mitarbeiter	Jährlich im Januar für das Vorjahr und bei Bekanntgabe der Preisvergabe		SL → zSL → Presse-abteilung	Jahresübersicht Forschung
18.2	Anzahl der Preise der Auszubildenden und (dual) Studierenden	Dito		SL → zSL → Presse-abteilung	Dito

2 Benchmarkingdaten für die Budgetverhandlungen mit den Krankenkassen nach § 17a KHG bzw. § 30 PflBG

Alljährlich werden Kliniken bei der Verhandlung des Ausbildungsbudgets mit der Problematik konfrontiert, dass die Forderungen zwar sinnhaft und nachvollziehbar sind, jedoch kaum durch belastbare Zahlen anderer Kliniken gestützt werden können. Die Krankenkassen als Verhandlungspartner können dagegen oftmals mit Zahlenmaterial aufwarten, welches geeignet ist, die Forderungen zu konterkarieren. Kliniken der Maximalversorgung wie Universitätskliniken werden dann schon einmal mit Kreiskrankenhäusern verglichen, Äpfel somit mit Birnen, wenn es der Sache dienlich ist.

Es ist fahrlässig, aufgrund einer fehlenden Datengrundlage die Gegenfinanzierung von Bildungsprodukten oder Extrakosten (z.B. für Werbung und Öffentlichkeitsarbeit) zu gefährden, da davon die Innovationsfähigkeit der Gesundheitsfachschulen abhängt, wodurch letztlich der Unternehmensbestand gefährdet wird.

Wenn also die Datenlage unzureichend ist, sollte für ein *Benchmarksystem* gesorgt werden. Dazu bedarf es Daten anderer Ausbildungsstätten. Doch woher nehmen? Viele Kliniken, insbesondere wenn sie Mitbewerber sind, lassen sich nicht in die Karten schauen und behandeln ausbildungsbezogene Daten sehr sensibel, vielleicht übersensibel.

Als mögliche Quellen kommen in Betracht:

- Bilateraler Austausch, d.h. Ausbildungsstätten, die z.B. in einem Kooperationsverhältnis stehen, helfen sich gegenseitig,

- Landeskrankenhausgesellschaften

- Bundesverband Pflegemanagement sowie

- der Verband der Pflegedirektorinnen und Pflegedirektoren der Universitätskliniken und Medizinischen Hochschulen Deutschlands e.V. (VPU)

Oder gründen Sie ein eigenes Netzwerk: In Homburg z.B. haben wir ein bundesweites *Netzwerk Schulsozialberatung* und ein *Netzwerk der Koordinator:innen der praktischen Pflegeausbildung* initiiert. Alle Netzwerker stammen aus unterschiedlichen Bundesländern und stelle keine Mitbewerber dar, was den Austausch unheimlich erleichtert. Immer aber an den Datenschutz denken!

Die nun folgenden Kennziffern sind zwar schon zum Teil in den vorangegangenen Listen gezeigt worden. Als Controllingservice und damit als Dienstleistung für diejenigen Kollegen, die die Budgetverhandlungen mit den Krankenkassen nach § 17a KHG resp. über die Pauschalen nach § 30 PflBG zur Finanzierung der generalistischen Pflegeausbildung federführend betreuen, sind sie hier aber nochmals als spezielles Setting zusammengestellt worden.

Kennziffer	Reportingfrequenz und Stichtag	Bemerkung	Wer liefert wem?	Dokument
Benchmarkingdaten für die Budgetverhandlungen mit den Krankenkassen nach § 17a KHG/nach § 30 PflBG				
1 **Benchmark-Setting**				
1.1 Verhältnis Lehrer zu Azubi je Schultyp	Jährlich im Januar für das Vorjahr, muss vorliegen bis Ende 1. Quartal des Folgejahres	12.3	zSL → OC	Benchmarking-daten für die Budgetverhand-lungen mit den Krankenkassen nach § 17a KHG/ nach § 30 PflBG
1.2 Verhältnis Lehrer zu Azubi je Schultyp inklusive der Honorarkräfte	Dito	neu	zSL → OC	Dito
1.3 Anteil der Honorarkräfte je Schultyp separat in VK	Dito	8.2	zSL → OC	Dito
1.4 Kosten je Azubi und Schultyp	Dito	Kosten der Schulen bestehend aus Personalkosten, Sachkosten, Infrastrukturkosten inklusive Mehrkosten der Ausbildungsvergütung Heruntergebrochen auf IST- und SOLL	zSL → OC	Dito
1.5 Anteil der Infrastrukturkosten der Schulen in % zu den Gesamtkosten	Dito	neu	zSL → OC	Dito

Kennziffer	Reportingfrequenz und Stichtag	Bemerkung	Wer liefert wem?	Dokument
Benchmarkingdaten für die Budgetverhandlungen mit den Krankenkassen nach § 17a KHG/nach § 30 PflBG				
1	Benchmark-Setting			
1.6	Die Eingruppierungen der Lehrkräfte je Schultyp	Dito	7.5	zSL ➔ OC	Dito
1.7	Azubizahlen je Schultyp	Dito	3.2 und 3.3	zSL ➔ OC	Dito
1.8	Kooperationen mit anderen Schulen, wenn ja für welchen Schultyp zuzüglich der Inhalte	Dito	neu	zSL ➔ OC	Dito
1.9	Anzahl der Praxisanleiter je Schultyp	Dito	neu	zSL ➔ OC	Dito
1.10	Verhältnis Lehrer zu Azubi je Schultyp inklusive der Honorarkräfte	Dito	neu	zSL ➔ OC	Dito
1.11	Anteil der Honorarkräfte je Schultyp separat in VK	Dito	8.2	zSL ➔ OC	Dito

Kennziffer	Reportingfrequenz und Stichtag	Bemerkung	Wer liefert wem?	Dokument
Benchmarkingdaten für die Budgetverhandlungen mit den Krankenkassen nach § 17a KHG/nach § 30 PflBG				
1	Benchmark-Setting			
1.12	Kosten je Azubi und Schultyp (Kosten der Schulen bestehend aus Personalkosten, Sachkosten, Infrastrukturkosten inklusive Mehrkosten der Ausbildungsvergütung)	Dito	Neu	zSL → OC	Dito
1.13	Heruntergebrochen auf IST- und SOLL	Dito		zSL → OC	Dito

3 Sonderberichte und spezielle Kennziffern

Im Gegensatz zu den Kennziffern, die Sie routinemäßig erheben, treffen Sonderberichte Aussagen zu ganz speziellen Sachverhalten. Sie werden individuell nur auf Anforderung erstellt.

Um überprüfen zu können, ob bestimmte Maßnahmen wirksam werden, können im Bedarfsfall weitere Kennziffern generiert werden. Dies soll am Beispiel des Prozesses »Schülereinsatz auf Intensiv-/Intermediate Care-Station (IMC)« erläutert werden.

Bei diesem fiktiven Beispiel geht es darum, Pflegeauszubildende während ihrer Ausbildung einen strukturierten Praxiseinsatz im Arbeitsbereich „Intensivpflege" zu ermöglichen. Das Ziel besteht darin, bereits während der Ausbildung deren Interesse für die Intensivmedizin zu wecken, damit sie sich nach ihrem Examen bewusst auf eine Stelle in einer Intensiv- oder IMC-Station bewerben.

Mit Hilfe der folgenden Kennziffern kann herausgefunden werden, ob die Maßnahmen greifen.

Spezielle Kennziffer	Reporting- frequenz und Stichtag	Bemerkung	Wer liefert wem?	Dokument
Pflegefachmann/Pflegefachfrau				
Konzept »Schülereinsatz auf Intensiv-/IMC-Stationen«				
Station | Gesamtzahl der Schüler | davon Einsatz auf Intensiv/IMC (PLAN) | davon Einsatz auf Intensiv/IMC (IST) | neue Mitarbeiter auf Intensiv/IMC	Jährlich im Januar für das Vorjahr, muss vorliegen bis Ende 1. Quartal des Folgejahres	Diese Zahlen sollten vorliegen zum 1. Quartal des Jahres nach Einführung des Konzepts, um die Wirksamkeit einer Maß- nahme zu überprüfen	SL der Schule für Gesundheits- und (Kinder) Kranken- pflege und Personalabtei lung ➔ zSL ➔ Pflege- vorstand	Konzeptevaluation

Tabelle 3: Schülereinsatz auf Intensiv-/Intermediate Care-Station (IMC)

4   Schulsozialberatung und Lerncoaching...

Das Aufgabenfeld von Schule insgesamt und damit auch von Pflegeschulen und Schulen für Gesundheitsfachberufe hat sich in den letzten Jahren verändert:

- Häusliche Erziehungsdefizite,

- Ausbildungsunreife,

- intergenerative Verständigungsprobleme,

- Digitalisierung,

- Medienkompetenz

- das Aufeinanderprallen verschiedener Kulturen und

- Krisen

gestalten den Beruf von Lehrern für Gesundheitsfachberufe, Pädagogen, Lernberatern, Lernbegleitern und Praxisanleitern zunehmend anspruchsvoller. Über die bloße Wissensvermittlung hinaus werden sie zunehmend pädagogisch stark gefordert. Immer häufiger werden sie mit Auszubildenden mit multiplen Problemlagen konfrontiert – verhaltensauffällige und verhaltensschwierige Auszubildende, multikulturelle und soziale Problemlagen. Häufig zeigen Auszubildende im Laufe der Ausbildung zum Teil erhebliche persönliche Probleme. Auszubildende an der Grenze ihrer psychischen und physischen Leistungsfähigkeit sind keine Einzelfälle. Vielschichtige Problemlagen beeinträchtigen deren Leistungsfähigkeit und führen teilweise zu Ausbildungsabbruch.

Verschiedentlich reagieren auch berufsbildende Schulen auf diese Veränderung mit kontinuierlicher, passgenauer, zielgerichteter und professioneller Begleitung und Unterstützung von Auszubildenden und dual Studierenden, etwa mit Schulsozialberatung, Schulsozialarbeit und Lerncoaching.

Bei der Dokumentation der schulsozialpädagogischen Beratung und Begleitung sollte der Auszubildende mit seinem Anliegen im Mittelpunkt stehen. Die Dokumentation muss demnach strukturiert, nachvollziehbar, messbar und ableitbar sein und den Datenschutzbestimmungen jederzeit genügen.

Die Daten und Ergebnisse jeder Beratung werden nach speziellen Items in eine Einzeldatei eingegeben, so dass eine nonverbale Auswertung und Überprüfbarkeit jederzeit möglich ist. So kann dargestellt werden, wie oft eine Beratung stattgefunden hat, welche Art der Beratung (Einzel-, Gruppenberatung, Hospitation) eingesetzt wurde und was der Beratungsanlass war (Lern- und Leistungsbereich,

Verhaltensauffälligkeiten, Familiensituation, Stress, Gesundheit, interkulturelle Probleme etc.).

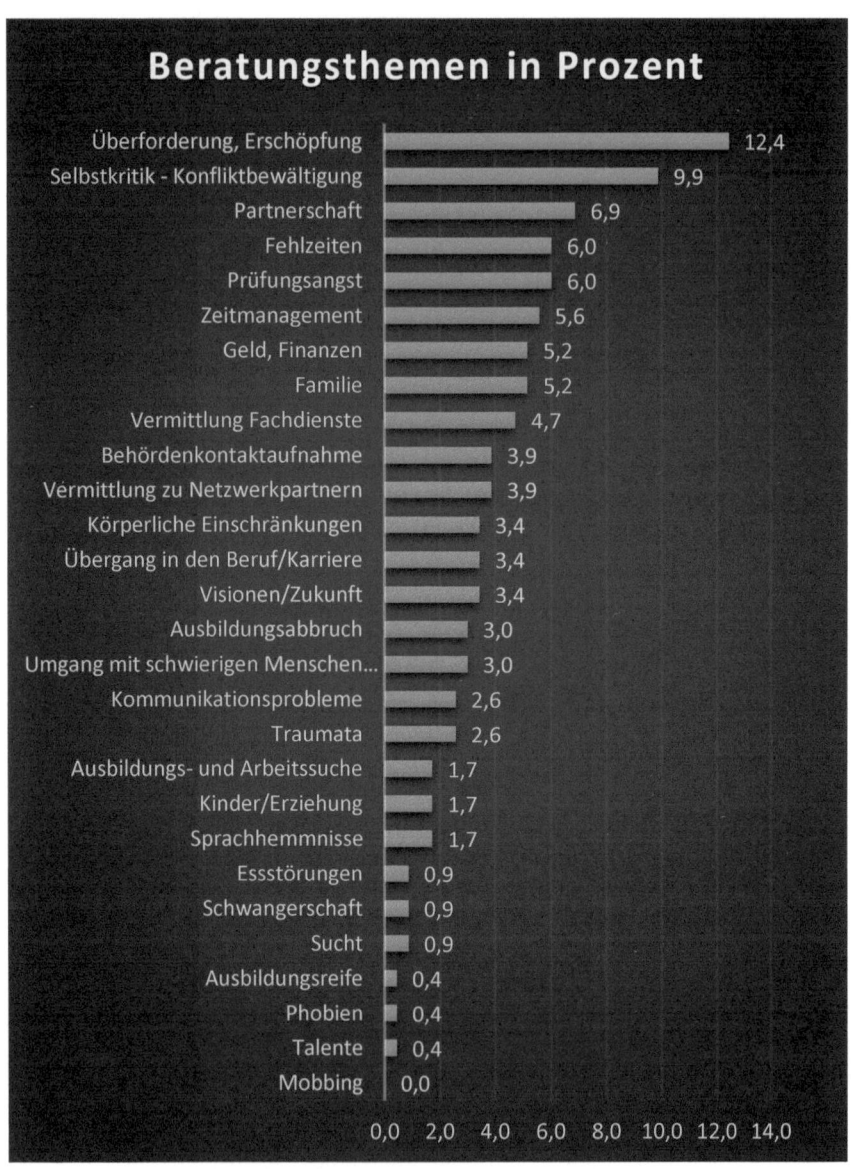

Abb. 3: Beratungsanlässe für Schulsozialberatung

In der Auswertung der Dokumentation können zeitnah aktuelle Entwicklungen erkannt werden und gezielt interveniert werden. Zudem können die Ergebnisse der schulsozialpädagogischen Beratung und Begleitung durch die Art der Dokumentation gesichert werden.

... und ihre Verwertung in Qualitätsmanagement und Bildungscontrolling

Für das Berichtswesen macht es absolut Sinn, dass Schulsozialberatung, Qualitätsmanagement und Bildungscontrolling eng und kooperativ zusammenarbeiten. Die Ziele der Sozialberatung werden dynamisch angepasst und die Bedarfe geprüft. Das Qualitätsmanagement stellt der Sozialberatung die Daten und Statistiken zur Verfügung, um Ergebnisse auszuwerten und Entwicklungen zeitnah erkennen zu können.

Ziele der Sozialberatung können durch die Daten dynamisch und bedarfsorientiert angepasst werden und Methoden und Strategien zur Zielerreichung ggfs. neu definiert werden. Regelmäßig werden die Zugänge zur Zielgruppe geprüft und erweitert. Durch diese enge Verzahnung können Ressourcen, die zur Umsetzung erforderlich sind, geplant, Abläufe beschrieben und auf Eignung geprüft werden.

Stichwort *Eignung*: Insbesondere bei Verhandlungen mit internen Playern wie Geschäftsführungen, Vorständen und Personalabteilungen, aber auch bei Budgetverhandlungen mit Kostenträgern kann es sinnvoll sein, den Nachweis über den Erfolg einer Implementierungsstrategie zu führen. Mit Hilfe von zwölf Kriterien kann Erfolg messbar gemacht werden:

- Akzeptanz,

- Übernahme in der Zielgruppe,

- Angemessenheit,

- Machbarkeit,

- Verhältnis von Wiedergabetreue und Passgenauigkeit,

- Kosten/Wirtschaftlichkeit,

- Durchdringung,

- Nachhaltigkeit,

- Merkmale der pädagogischen Fachkräfte,

- Rolle der Person,

- wahrgenommene Kompetenz der Umsetzer,

- (fach-)politischer Rückhalt.

Das sind mithin alles *potenzielle KPIs*.

5 Werden Gesundheit und Glück neue KPIs für Erfolg?

Nicht erst die Corona-Krise und der Mega-Trend *New Work*, eine Bezeichnung für ein neues Verständnis von Arbeit in Zeiten von Digitalisierung und Globalisierung (tatsächlich aber aus den 1970ern stammend), haben dafür gesorgt, dass der Einsatz von Ellbogen im Management zunehmend weniger gefragt ist als z.B. Empathie. Das neue Miteinander hat Hochkonjunktur im Management, Stichworte, die seit ein paar Jahren durch die einschlägigen Managementmagazine schwirren, lauten

- soziale Verantwortung,

- transparente Kommunikation,

- Teamwork,

- Agilität,

- Beziehungsmanagement,

- Verbindlichkeit,

- Kontrollierbarkeit und – Trommelwirbel – natürlich

- Achtsamkeit.

Habe ich *Wertschätzung*, die Mutter aller ungeliebten Personaler-Buzzwords vergessen? Kein Problem, denn diese Liste lässt sich leicht, wenn auch nicht beliebig fortsetzen.

Weitere derzeit angesagte Themen sind

- Home Office,

- Connectivity,

- flexible Arbeitszeiten,

- Work-Life-Balance,

- Social Gathering (auch remote),

- Bürohunde,

- Company-Events und

- karitatives Engagement im Zusammenhang mit Ehrenämtern, etwa Sportförderung unter Einsatz von Physiotherapie-Azubis, Unterstützung der auch der schon vor der Ukraine-Krise so (über-)lebenswichtigen Tafeln durch Diätassistenz-Azubis usw.

Zugegeben: *New Work & Co.* lassen sich derzeit gut verkaufen, auf den »War for talents« hatte ich ja bereits in Kapitel A 2 hingewiesen. Auch sind die ersten Studien erschienen, in denen sich damit beschäftigt wird, ob und wie man New Work messbar machen kann,[47] etwa über KPIs wie

- Hierarchieübergreifende Kommunikation (ohne Abstimmung),
- Gemeinsame transformatorische Plattformen,
- Unternehmensübergreifende Kollaboration,
- Abschaffung individueller KPIs
- Work-Life-Balance,
- Sie selbst als Indikator für das WIR

Die Pandemie sorgt für immer neue KPIs

Die Corona-Krise hat das Bewusstsein für Gesundheit besonders geschärft. Die vergangenen drei Jahre haben sehr drastisch vor Augen geführt, dass das Thema Gesundheit – im wahrsten Sinne: Gesundheit der Menschen *und* der Unternehmen, also gesundes Wachstum, gesunder Cashflow, gesunde Kultur – wichtig ist. Ich persönlich halte es daher für nicht unwahrscheinlich, dass Gesundheit der neue KPI für Erfolg wird.

Kann man Gesundheit messbar machen?

Kann man. Und konnte man schon immer. Wie man die richtigen Kennzahlen findet, habe ich in Kapitel A 8 beschrieben. Neu oder eben zeitgemäßer sind

---

[47] Vgl. dazu Kerstin Schinck und Winfried Felser: Fünf Lackmus-Tests für Ihre »WE« Kultur. Online im Internet: https://de.linkedin.com/pulse/fünf-lackmus-tests-für-ihre-wewir-kultur-kerstin-schinck [Datum des Zugriffs: 2023-02-24] und die Replik von Frank Widmayer: Kann man eine New Work Kultur so einfach messen? Online im Internet: https://frank-widmayer.de/2017/01/04/kann-man-eine-new-work-kultur-so-einfach-messen/ [Datum des Zugriffs: 2023-02-24].

vielmehr die Definitionen oder auch Dimensionen von Gesundheit und die Fragestellungen, die sich aus diesen ableiten lassen:[48]

- Wirtschaftliche Gesundheit
- Kulturelle Team-Gesundheit (Diversity und Empowerment)
- Gesunde Kundenbeziehungen
- Gesunde Daten
- Körperliche und seelische Gesundheit

Und wie verhält es sich mit Glück?

»Happiness is a serious business«, so lautet das Motto von Friday Pulse, die sich mit der Messung und Verbesserung der Arbeitskultur beschäftigen. Firmen bauen derzeit ganze Geschäftsmodelle auf der Basis der Messbarmachung von Glück auf, wobei sie auf Faktoren fokussieren, die wir in diesem Kapitel bereits namentlich oder zumindest ähnlich benannt haben:[49]

- Kulturelle Team-Gesundheit
- Fairness und Respekt
- Empowerment
- Herausforderungen
- Sinnhaftigkeit

Ich finde solche Themen in meiner täglichen Arbeit als Bildungsmanager, der 130 Kolleginnen und Kollegen bei Gesundheit und Laune zu halten hat, wirklich, wirklich wichtig. Wenn Sie das bislang nicht so sehen, verstehen Sie dieses Kapitel am besten als Inspiration.

---

[48] Vgl. dazu den Beitrag von Robert Bosch: Diese 4+1 Dimensionen machen Unternehmen gesünder. Online im Internet: https://www.linkedin.com/pulse/diese-41-dimensionen-machen-unternehmen-gesünder-robert-bosch/ [Datum des Zugriffs: 2023-02-21].

[49] Vgl. dazu das Whitepaper von Friday Pulse: The Future Of Employee Engagement: The Case For The Happiness KPI™. Online im Internet: https://fridaypulse.com/whitepapers/the-future-of-employee-engagement-the-case-for-the-happiness-kpi/ [Datum des Zugriffs: 2023-02-21].

6 CSR – Von der guten Absicht zur guten Praxis: die DIN ISO 26000

Als Antwort auf den disruptiven Wandel im Bildungssektor hatte sich das Schulzentrum des Universitätsklinikums des Saarlandes 2014 zu einem Strategiewechsel entschlossen. Auf der Basis ganzheitlicher Partizipation und Transparenz wurden gemeinsam mit den Stakeholdern 15 Handlungsfelder für Wandel identifiziert darunter »Dialog und Vertrauen« und »Life-long Learning«.

Konzeptionell hatten wir uns an drei Konzepten ausgerichtet. Als unternehmenseigener Bildungsdienstleister orientiert sich das Schulzentrum erstens an der Managementmethode der »Corporate University«,[50] zweitens am Konzept der „Entfesselten Berufsfachschule«, einer Anpassung von hochschulreformerischen Ansätzen auf den sekundären Bildungsbereich.[51] Aus-, Fort- und Weiterbildung sollen drittens im Einklang mit Corporate Social Responsibility-Konzepten (CSR) wie der DIN ISO 26000 sein, Bildung als eine Dienstleistung mit Werten und Bildungsprodukte mit Sinnhaftigkeit.

Die DIN ISO 26000 gibt Orientierung und Empfehlungen für Organisationen aller Art, damit diese durch ihr Verhalten als gesellschaftlich verantwortlich angesehen werden können.[52]

Das Fundament für die Wahrnehmung gesellschaftlicher Verantwortung bilden sieben Grundsätze, deren Beachtung jeder Organisation empfohlen wird:

1. Rechenschaftspflicht,
2. Transparenz,
3. ethisches Verhalten,
4. Achtung der Interessen der Stakeholder,
5. Achtung der Rechtsstaatlichkeit,
6. Achtung internationaler Verhaltensstandards sowie
7. Achtung der Menschenrechte.

---

[50] Vgl. dazu Gertrud Hovestadt und Thomas Bechmann: Corporate Universities. Ein Überblick. Rheine 2010. Online im Internet: http://www.boeckler.de/pdf/mbf_netzwerke _corporate_unis.pdf [Datum des Zugriffs: 2023-02-04].
[51] Vgl. dazu Wirth, 2010.
[52] Bundesministerium für Arbeit und Soziales (Hrsg.): Die DIN ISO 26000. Leitfaden zur gesellschaftlichen Verantwortung von Organisationen – Ein Überblick. Berlin 2011. Online im Internet: https://www.bmas.de/SharedDocs/Downloads/DE/Publikationen/a395-csr-din-26000.pdf [Datum des Zugriffs: 2023-02-04].

In der DIN ISO 26000 bilden die Kernthemen die Hauptbereiche gesellschaftlicher Verantwortung ab. Um das Ausmaß ihrer gesellschaftlichen Verantwortung erkennen und Schwerpunkte setzen zu können, sollte sich eine Organisation mit den folgenden sieben Kernthemen auseinandersetzen:

1. Organisationsführung,
2. Menschenrechte,
3. Arbeitspraktiken,
4. Umwelt,
5. faire Betriebs- und Geschäftspraktiken,
6. Konsumentenanliegen und
7. Einbindung und Entwicklung der Gemeinschaft.

Die Organisationsführung ist dabei das zentrale Kernthema, weil es die Grundbedingung für die anderen sechs Kernthemen darstellt. Erst eine wirkungsvolle Organisationsführung, d. h. die formelle und die »gelebte« Führung und Steuerung einer Organisation, ermöglicht es, Maßnahmen zu den inhaltlich orientierten Kernthemen umzusetzen und die oben erläuterten Grundsätze einzuhalten.

Corporate Social Responsibility – muss das einen Bildungsträger interessieren? Ich denke schon. Unabhängig davon, ob es einen selbst interessiert, ist es relevant, weil andere danach fragen könnten: Kunden und Geschäftspartner z.B., insbesondere wenn sie aus derjenigen Kohorte sind, für die sich die Einteilung Generation Z etabliert hat.[53]

Sofern es zutreffend ist, dass sich die GenZ insbesondere für »Purpose« und die »inneren Werte« eines Unternehmens interessiert, etwa für Nachhaltigkeit und soziales Engagement, wird die DIN ISO 26000 einem Bildungsträger Chancen für sein Geschäftsfeld bieten, etwa im Wettbewerb um Auszubildende, Pflegepädagogen usw.

---

[53] Vgl. hierzu Annahita Esmailzadeh u.a. (Hrsg.): GenZ für Entscheider:innen. Frankfurt und New York 2022.
Möglicherweise darf das »insbesondere« nicht überbewertet werden, worauf Martin Schröder in seiner Untersuchung aufmerksam gemacht hat: Die deutschen Nachkriegskohorten unterscheiden sich in ihren Einstellungen kaum, weder in Bezug auf Lebensziele noch in Bezug auf Sorgen oder gesellschaftliches und politisches Engagement. Vgl. dazu Martin Schröder: Der Generationenmythos. In: Kölner Zeitschrift für Soziologie und Sozialpsychologie 79 (2018), S. 469-494.

7   Mode, Trends und Megatrends als Einflussgrößen

Übergeordnete Entwicklungen wie der demografische Wandel, die zunehmende Digitalisierung und Globalisierung sowie der damit einhergehende Wertewandel verändern die Organisationsumwelten und damit auch unser Verständnis von Bildung.

Aus-, Fort- und Weiterbildung finden nicht im luftleeren Raum statt, sondern unterliegen politisch-rechtlichen, ökonomischen, technologischen, gesellschaftlichen und ökologischen Rahmenbedingungen. Das ist die so genannte Makroumwelt des Unternehmens, aller Unternehmen, denn diese Faktoren sind für alle gleich. Dem Bildungsträger eröffnen sich Chancen und Risiken für sein Geschäftsfeld; beeinflussen können wird er diese Faktoren jedoch nur in einem geringen Umfang.[54] Es verhält sich vielmehr so, dass diese Faktoren die Arbeit des Bildungsträgers beeinflussen, weshalb es sich durchaus lohnt, sich mit diesen »invariablen Variablen« auseinanderzusetzen:

> »Ziel der Analyse der Makroumwelt ist also, wichtige Einflussgrößen und Trends in den verschiedenen Umfeldern eines Unternehmens zu erkennen. In jedem dieser Bereiche werden sehr viele unterschiedliche Faktoren zusammengefasst, die in einer konkreten Entscheidungssituation möglicherweise strategierelevant sind. Welche Einflussgrößen relevant sind, lässt sich jedoch nicht allgemeingültig bestimmen.«[55]

Trends…

Foyer des Arts nahmen 1982 in ihrem Stück »Trends« einen bestimmten Zeitgeist aufs Korn, nämlich dass man stets auf dem Laufenden bleiben muss, sofern man hip, modern oder eben trendy sein will:

> »Trends, Trends, das ist der Trend jetzt, das tut man neuerdings so. Trends, Trends, das ist der Trend jetzt, das ist jetzt üblich. […] wer den Trend kennt, der ist König.«

---

[54]   Vgl. dazu Hungenberg, S.97.
[55]   Vgl. ebd.

Was genau aber ist ein Trend?

>»Unter Trends sind Leitideen und verdichtete Beschreibungen grundlegender, dynamischer Entwicklungsprozesse zu verstehen, die von Langfristigkeit gekennzeichnet sind und starken Einfluss auf Einstellungen und Verhalten der Gesellschaft nehmen. Dabei liegt der Schwerpunkt auf einer mittel- bis langfristigen Betrachtungsweise (fünf bis zehn Jahre), bei der von einer relativen Sicherheit (geringe Ungewissheit) ausgegangen werden kann.«[56]

Um erfolgreiche Bildungsdienstleistungen zu vertreiben, müssen meiner Ansicht nach Trends berücksichtigt werden. Den Volkshochschulen mit ihrem Kursangebot ist dies schon lange klar. Aber Gesundheitsfachschulen? Nach welchen Trends sollen sie sich ausrichten, was hingegen ist nur flüchtig, angesagt, kurzzeitig hip? Abzugrenzen von einem Trend ist daher der Begriff Mode:

>»So umfasst der Begriff ›Mode‹ einzelne Strömungen und soziokulturelle Effekte und beschränkt sich auf die Markt- und Konsumentenforschung. Mehrere Methoden und Effekte zusammengefasst werden dann als die eigentlichen ›Trends‹ bezeichnet.«[57]

… und Megatrends…

Auch ist zwischen Trend und Megatrend zu unterscheiden: »Viele Trends zusammen, die darüber noch über mehrere Jahre hinweg Gültigkeit aufweisen, sind ›Megatrends‹«,[58] wodurch sich letztere als langfristig, übergreifend und wirkmächtig auszeichnen. Beispiele für Megatrends, die eine tiefgreifende und mehrdimensionale Umwälzung aller gesellschaftlichen Teilsysteme – politisch, sozial und wirtschaftlich – nach sich ziehen werden oder bereits im Begriff sind,

---

[56] Vgl. Carolyn Hutter: Nachhaltigkeitsstrategieentwicklung. Das Spannungsfeld von Unternehmen und Stakeholdern in der automobilen Unternehmenspraxis. Wiesbaden 2012, S. 111.
[57] Hervorhebungen durch die Autorin, ebd.
[58] Hervorhebungen durch die Autorin, ebd.

die Gesellschaft zu transformieren, sind[59]

- Demografischer Wandel

- Neue Stufe der Individualisierung

- Soziale und kulturelle Disparitäten

- Umgestaltung der Gesundheitssysteme

- Wandel der Geschlechterrollen

- Neue Mobilitätsmuster

- Digitale Kultur

- Lernen von der Natur

- Ubiquitäre Intelligenz

- Konvergenz von Technologien

- Globalisierung 2.0

- Wissensbasierte Ökonomie

- Business Ökosysteme

- Wandel der Arbeitswelt

- Neue Konsummuster

- Umbrüche bei Energie und Ressourcen

- Klimawandel und Umweltbelastung

- Urbanisierung

- Neue politische Weltordnung

- Globale Risikogesellschaft

---

[59] Vgl. hierzu die Studie von Z_Punkt (Hrsg.): Megatrends Update. Online im Internet: https://www.yumpu.com/de/document/view/10462121/20-megatrends-update-z-punkt [Datum des Zugriffs: 2023-02-22] und auch https://www.zukunftsinstitut-workshop.de/megatrends/ [Datum des Zugriffs: 2023-02-22].

... und Prototrends

Hinzu kommen Trends, sagen wir mal, im »Embryonalstadium«, die weder als Trend daherkommen, noch überhaupt als solche erkennbar wären. Sie können jedoch unmittelbar auf Bildungsdienstleistungen bezogen werden, wodurch sie das Potenzial oder vielmehr: *die Sprengkraft* für völlig neue Bildungskonzepte bergen. Auch auf der Basis von Prototrends lassen sich eine Reihe von Key Performance Indicators bilden.

Nennen möchte ich hier z.B. die »Future Work Skills« des Institute for the Future des University of Phoenix Research Institute [60]:

- *Sense-making* oder die Fähigkeit, den tieferen Sinn oder die Bedeutung dessen, was ausgedrückt wird, zu bestimmen.

- *Social intelligence* oder die Fähigkeit, auf tiefe und direkte Weise mit anderen in Verbindung zu treten, Reaktionen und gewünschte Interaktionen zu spüren und zu stimulieren.

- *Novel and adaptive thinking* oder die Befähigung zum Denken und zur Erarbeitung von Lösungen und Antworten, die über das hinausgehen, was auswendig gelernt wurde oder regelbasiert ist.

- *Cross-cultural competency* oder die Fähigkeit, in verschiedenen kulturellen Umgebungen zu arbeiten.

- *Computational thinking* oder die Fähigkeit, große Datenmengen in abstrakte Konzepte zu übersetzen und datenbasierte Argumentation zu verstehen.

- *New-media literacy* oder die Fähigkeit zur kritischen Bewertung und Entwicklung von Inhalten, die neue Medienformen nutzen, und zur Nutzung dieser Medien für eine überzeugende Kommunikation.

- *Transdisciplinarity* oder die Lese- und Schreibkenntnisse und die Fähigkeit, Konzepte aus mehreren Disziplinen zu verstehen.

- *Design mindset* oder die Fähigkeit zur Darstellung und Entwicklung von Aufgaben und Arbeitsprozessen für gewünschte Ergebnisse.

---

[60] Vgl. hierzu Institute for the Future for the University of Phoenix Research Institute (Hrsg.): Future Work Skills 2020. Phoenix 2011. Online im Internet: https://www.iftf.org/uploads/media/SR-1382A_UPRI_future_work_skills_sm.pdf [Datum des Zugriffs: 2023-02-01].

- *Cognitive load management* oder die Fähigkeit, Informationen nach Wichtigkeit zu unterscheiden und zu filtern und zu verstehen, wie die kognitiven Funktionen mit Hilfe einer Vielzahl von Werkzeugen und Techniken maximiert werden können.

- *Virtual collaboration* oder die Fähigkeit, als Mitglied eines virtuellen Teams produktiv zu arbeiten, Engagement zu fördern und Präsenz zu zeigen.

Darüber hinaus erscheint mir auch die *NextSkills-Studie* der DHBW Karlsruhe relevant zu sein, weil sie zeigt, welche Fähigkeiten junge Menschen in der Arbeitswelt und zur Gestaltung der Gesellschaft in der Zukunft benötigen.[61] Zwar auf Hochschulbildung fokussiert, lassen sich die Ergebnisse auch auf Ausbildungen herunterbrechen:

Kompetenzfeld I: Individuell-entwicklungsbezogene Kompetenzen	
Future Skill Profil	
#1	Lernkompetenz
#2	Selbstwirksamkeit
#3	Selbstbestimmtheit
#4	Selbstkompetenz
#5	Reflexionskompetenz
#6	Entscheidungskompetenz
#7	Initiativ- und Leistungskompetenz
#8	Ambiguitätskompetenz
#9	Ethische Kompetenz

---

[61] Vgl. hierzu Ulf-Daniel Ehlers: Future Skills. Lernen der Zukunft – Hochschule der Zukunft. Wiesbaden 2020. Online im Internet: https://link.springer.com/content/pdf/10.1007/978-3-658-29297-3.pdf [Datum des Zugriffs: 2023-02-23].

Kompetenzfeld II: Individuell objektbezogene Kompetenzen	
Future Skill Profil	
#10	Design Thinking-Kompetenz
#11	Innovationskompetenz
#12	Systemkompetenz
#13	Digitalkompetenz
Kompetenzfeld III: Organisationsbezogene Kompetenzen	
Future Skill Profil	
#14	Sensemaking
#15	Zukunfts- und Gestaltungskompetenz
#16	Kooperationskompetenz
#17	Kommunikationskompetenz

Tabelle 4: Future Skill Profile nach der NextSkills-Studie der DHBW Karlsruhe

Auch Verantwortliche in Gesundheitsfachschulen werden sich zukünftig verstärkt Gedanken über diese Themen machen müssen, um Wettbewerbsvorteile zu generieren.

8 Weitere Einflussgrößen

In dem Vorgängerwerk »Ausbildungscontrolling in Schulen für Gesundheitsfachberufe. Eine praktische Handreichung für Bildungsmanager im Gesundheitswesen« blieben Kennziffern zur *Ausbildungsfähigkeit* sowie *Indikatoren für Ausbildungsqualität* noch unberücksichtigt. Hier sollen sie jetzt thematisiert werden.

Ausbildungsfähigkeit

Ausbildungsfähigkeit, Ausbildungsreife und Ausbildungseignung werden häufig synonym verwendet. Die Bundesagentur für Arbeit definiert Ausbildungsreife wie folgt:

> »Eine Person kann als ausbildungsreif bezeichnet werden, wenn sie die allgemeinen Merkmale der Bildungs- und Arbeitsfähigkeit erfüllt und die Mindestvoraussetzungen für den Einstieg in die berufliche Ausbildung mitbringt. Dabei wird von den spezifischen Anforderungen einzelner Berufe abgesehen, die zur Beurteilung der Eignung für den jeweiligen Beruf herangezogen werden (Berufseignung). Fehlende Ausbildungsreife zu einem gegebenen Zeitpunkt schließt nicht aus, dass diese zu einem späteren Zeitpunkt erreicht werden kann.«[62]

In den Landesschulleitertreffen z.B. klagen viele Schulen für Gesundheitsfachberufe darüber, dass sie keine »geeigneten« Bewerber für die angebotenen Ausbildungsstellen finden, wobei es oftmals anekdotenhaft wird, aber nebulös bleibt, weshalb die Jugendlichen »nicht geeignet« sind:

---

[62] Siehe Bundesagentur für Arbeit (Hrsg.): Nationaler Pakt für Ausbildung und Fachkräftenachwuchs – Kriterienkatalog zur Ausbildungsreife. Nürnberg 2009, S. 13. In Abgrenzung dazu erfolgt auf S. 15 die Definition von *Berufseignung*: »Eine Person kann dann für einen Ausbildungsberuf, eine berufliche Tätigkeit oder Position als geeignet bezeichnet werden, wenn sie über die Merkmale verfügt, die Voraussetzungen für die jeweils geforderte berufliche Leistungshöhe sind, und der (Ausbildungs-) Beruf, die berufliche Tätigkeit oder die berufliche Position die Merkmale aufweist, die Voraussetzung für berufliche Zufriedenheit der Person sind.« Online im Internet: https://www.arbeitsagentur.de/datei/dok_ba015275.pdf [Datum des Zugriffs: 2023-02-01].

- mangelnde Ausbildungsreife,

- fehlende Eignung für den jeweiligen Beruf, etwa weil kein Praktikum oder Freiwilliges Soziales Jahr im Vorfeld absolviert worden war,

- spezifische Anforderungen des Unternehmens, etwa Versorgungsgrad,

- mangelnde Sprachkenntnisse,

- multiple Problemlagen, wie sie in Kapitel B 4 Schulsozialberatung und Lerncoaching geschildert wurden, oder

- sonstige Gründe.

Unabhängig vom Thema Fachkräftesicherung haben Schulen einen pädagogischen Auftrag, weswegen es hilfreich wäre, diese Gründe genau benennen zu können, um entscheiden zu können, woran genau es mangelt und was von Seiten des Unternehmens getan werden muss, um den offensichtlich nicht gelungenen Übergang von der Schule in die Ausbildung entweder wirkungsvoll *vor Aufnahme der Ausbildung* zu unterstützen (etwa durch Ausbildungs-vorbereitende Maßnahmen, Sprach- und Praxistraining und Propädeutika), oder nach Ausbildungsbeginn und das heißt: *während der Ausbildung*. Beides wird nicht ohne den Einsatz von Mitteln funktionieren, weshalb auch hier ein Berichtswesen überaus hilfreich ist, bei Verhandlungen innerhalb des Unternehmens etwa, aber auch mit Kostenträgern, den zuständigen Schulbehörden usw.

Folgt man der Bundesagentur für Arbeit – was sich nebenher mit den Beobachtungen der Schulsozialberatung ziemlich gut deckt –, kann ein Berichtswesen zunächst grob in zwei Kategorien eingeteilt werden:

- allgemeinen Merkmale der Bildungs- und Arbeitsfähigkeit (schulische Kenntnisse und Fertigkeiten; physische und psychische Belastbarkeit; Bewältigung eines 8-Stunden-Tages; lebenspraktische Kompetenzen, die Voraussetzung für die Teilnahme am Arbeitsleben sind) und

- generelle Voraussetzungen für Ausbildungsberufe.[63]

Heruntergebrochen auf die einzelnen Merkmalsbereiche und deren Ausprägungen wird das Berichtswesen sodann wesentlich feiner:[64]

---

[63] Ebda., S. 14.
[64] Ebda., S. 20f.

Merkmalsbereiche	Merkmale
Schulische Basiskenntnisse	▪ (Recht)Schreiben ▪ Lesen – mit Texten und Medien umgehen ▪ Sprechen und Zuhören ▪ Mathematische Grundkenntnisse ▪ Wirtschaftliche Grundkenntnisse
Psychologische Leistungsmerkmale	▪ Sprachbeherrschung ▪ Rechnerisches Denken ▪ Logisches Denken ▪ Räumliches Vorstellungsvermögen ▪ Merkfähigkeit ▪ Bearbeitungsgeschwindigkeit ▪ Befähigung zu Daueraufmerksamkeit
Physische Merkmale	▪ Altersgerechter Entwicklungsstand und gesundheitliche Voraussetzungen
Psychologische Merkmale des Arbeitsverhaltens und der Persönlichkeit	▪ Durchhaltevermögen und Frustrationstoleranz ▪ Kommunikationsfähigkeit ▪ Konfliktfähigkeit ▪ Persönlichkeit ▪ Kritikfähigkeit ▪ Leistungsbereitschaft ▪ Selbstorganisation/Selbstständigkeit ▪ Sorgfalt ▪ Teamfähigkeit ▪ Umgangsformen ▪ Verantwortungsbewusstsein ▪ Zuverlässigkeit
Berufswahlreife	▪ Selbsteinschätzungs- und Informationskompetenz

Tabelle 5: Berichtswesen Ausbildungsfähigkeit

Viele dieser Merkmale finden Sie als festen Bestandteil in kompetenzorientierten Rahmenlehrplänen und Curricula.

Indikatoren für Ausbildungsqualität

Eine wesentliche Aufgabe des Controllings von Ausbildungen ist es, Daten über pädagogische und betriebswirtschaftliche Indikatoren der Qualität bereitzustellen. Vielleicht sind es insbesondere die Indikatoren für Ausbildungsqualität, die im Wettbewerb zunehmend wichtiger werden, weil sie sich gut kommunizierbaren und damit vermarkten lassen.

Was aber *Qualitätsziele in der Berufsausbildung* sind, ist Verhandlungssache. Als Legitimationsquellen für Qualitätsziele in der beruflichen Ausbildung lassen sich folgende unterscheiden: [65]

- Rechtsquellen für die Berufsausbildung bzw. Ordnungsgrundlagen für einen Ausbildungsberuf (Legitimation durch demokratische Verfahren bzw. Konsensus der beteiligten Parteien im Ordnungsverfahren)

- Als Spezialfall zu den Rechtsquellen: Ziele, Programmatik aus schul- und / oder betriebspolitischen Vorgaben; z.B. Vorgaben aus vorgängigen Entwicklungen eines schulischen Leitbilds; betriebspolitische Vorgaben aus dem Bildungscontrolling mit Bezug auf spezifische Programme oder Bildungsaktivitäten (Legitimation durch Bezugnahme auf politische Entscheidungen, die den Bildungsaktivitäten über- bzw. vorgeordnet sind)

- Wissenschaftliche Theorien bzw. empirische Befunde über qualitätsrelevante Zusammenhänge in Bildungsprogrammen (Legitimation durch wissenschaftliche Befunde)

- Dimensionen und Qualitätsziele aus spezifischen Qualitätsentwicklungskonzepten (Legitimation durch Bezugnahme auf die breite Akzeptanz der Anwender dieser Konzepte)

---

[65] Siehe Dieter Euler: Qualitätsentwicklung in der Berufsausbildung. Bonn 2005 (Materialien zur Bildungsplanung und zur Forschungsförderung; 127), S. 16ff. Online im Internet: https://www.pedocs.de/volltexte/2008/331/pdf/heft127.pdf [Datum des Zugriffs: 2023-02-26].

Sobald ein Konsens über Qualitätsbereiche bzw. -dimensionen erlangt ist, müssen diese mithilfe von Kriterien und Indikatoren präzisiert werden.[66] Die Literatur ist voll von potenziellen Indikatoren für Ausbildungsqualität. Man muss jedoch stets berücksichtigen, dass diese zum einen auf dem jeweils dahinterstehenden Qualitätssicherungs- und Qualitätsentwicklungssystem basieren oder auch das Ergebnis eines Aushandlungsprozesses zwischen verschiedenen Stakeholdern von Ausbildung sein kann: Ein Fragebogen zur »Zufriedenheit der Auszubildenden mit ihrer praktischen Ausbildung« einer Gewerkschaft oder deren Jugendabteilung widerspiegelt durchaus andere Interessen, als es ein Fragebogen zur »Beurteilung der praktischen Ausbildung« z.B. einer Pflegeschule tut.

Die Mindestqualitätsindikatoren sollten diese sein:

- Prüfungsergebnisse in der Zwischenprüfung und den Examensprüfungen,

- Schriftliche Noten aus dem berufsfachschulischen Unterricht,

- Beurteilungen von Stationen und aus externen Einsätzen,

- Beurteilungen aus Lernzirkeln

- Vertragslösungsquoten

- nicht besetzte Ausbildungsplätze.

Es geht aber auch wesentlich elaborierter, wem es sinnvoll erscheint: [67]

---

[66] Vgl. dazu Peter Schlögl, Judith Proinger und Regine Wieser: Qualität der Lehrlingsausbildung. Expertise zur Definition von Qualitätsdimensionen, Recherche von internationalen Good Practice-Beispielen sowie der Erarbeitung von Handlungsansätzen. Wien 2010, S. 10. Online im Internet: https://emedien.arbeiterkammer.at/viewer/api/v1/records/AC12113965/files/source/AC12113965.pdf [Datum des Zugriffs: 2023-02-26].
[67] Ebda., in Anlehnung an die Tabellen in VII. Anhang.

Kennziffer	Elemente, Beispiele, Fragestellungen...	Wer liefert wem?	Dokument
Qualitätsdimensionen und -elemente in der betrieblichen Ausbildung			
1	**Wirkungen (Outcomes)**		
1.1 Berufliche Handlungsfähigkeit	▪ Beschäftigungsfähigkeit ▪ Eingliederung ins Beschäftigungssystem ▪ LLL: Weiterbildungsbereitschaft und -möglichkeiten ▪ Berufsidentität	QM/SL ➔ zSL	Ausbildungs-qualität
1.2 Wettbewerbsfähig-keit von Ausbildung und Träger der praktischen Ausbildung	▪ Unternehmens- oder Branchenbindung ▪ Standortsicherung ▪ nationale und internationale Vergleiche, Benchmarks	Dito	Dito
2	**Ergebnisse (Outputs)**		
2.1 Ausbildungs-ergebnis	▪ erfolgreich abgelegte Lehrabschlussprüfungen ▪ länder- oder bundesweite Standards (Examensprüfung, Niveau, Aufgaben, Was darf zur Prüfung mitgebracht werden?)	Dito	Dito
2.2 Kompetenzfest-stellung (Prüfung, Teilprüfungen)	▪ Qualifikation der Prüfer ▪ Angemessenheit der Prüfungsaufgaben ▪ Validität der Prüfungsaufgaben und -verfahren ▪ Was soll Prüfung können? ▪ Schulung von Prüfer	Dito	Dito

Kennziffer	Elemente, Beispiele, Fragestellungen...	Wer liefert wem?	Dokument
Qualitätsdimensionen und -elemente in der betrieblichen Ausbildung			
3	**Aktivitäten/Prozess**		
3.1 Partizipation und soziale Beziehungen	▪ Arbeitsklima ▪ soziale Einbindung, Integration ▪ Einbindung in die betriebliche Expertenkultur ▪ Information der Auszubildenden ▪ Arbeitszufriedenheit ▪ Arbeitsplatzzufriedenheit ▪ Motivation und Förderung / Unterstützung bei Schwierigkeiten beim Träger der praktischen Ausbildung bzw. der Schule ▪ Konfliktmanagement ▪ Interaktion und Kommunikation zwischen AusbilderInnen und Auszubildenden ▪ Sozialleistungen, Anreize für gute Leistungen	QM/SL ➔ zSL	Ausbildungs-qualität
3.2 Lehr-/Lernprozess	▪ Ausbildungsinhalte (Komplexität der Aufgabenstellungen, Aufgabenvielfalt, Bedeutsamkeit der Aufgabenstellungen, Integration von Lernergebnissen aus der Schule in den Betrieb, Zusatzqualifikationen (z.B. EDV- oder Sprachkurs)) ▪ Ausbildungsmethoden: Art der Vermittlung von Ausbildungsinhalten (fachliche Anleitung und Betreuung durch Ausbilder, Autonomie (Individualisierung: Wie groß ist Freiraum im Lernprozess?), klare und messbare Lernschritte / transparenzfördernde Maßnahmen, gendersensible Didaktik) ▪ Lernklima (z.B. Raum für Fragen / Förderung von Reflexion) ▪ Ausbildungsverbundmaßnahmen: Integration von Lernmaßnahmen beim Träger der praktischen Ausbildung ▪ Ausbilderpräsenz / Anteil der Arbeitszeit für Vermittlung von Lerninhalten ▪ Passung von Anforderungs- und Fähigkeitsniveau	Dito	Dito

	Kennziffer	Elemente, Beispiele, Fragestellungen...	Wer liefert wem?	Dokument
	Qualitätsdimensionen und -elemente in der betrieblichen Ausbildung			
3	**Aktivitäten/Prozess**			
3.3	Personalentwicklung (Ausbilder)	▪ Weiterbildungsmaßnahmen für Ausbilder ▪ Wer bildet aus (Berufspädagogen, Praxisanleiter, Personal) ▪ interkulturelle Kompetenzen ▪ Gendersensibilität	QM/SL ✚ zSL	Ausbildungs- qualität
4	**Konzepte und Ziele**			
4.1	Ausbildungsorganis ation	▪ Koordinierung der Ausbildung durch Schulleiter, Koordinatoren der praktischen Ausbildung etc. ▪ betriebliche Lernprozessplanung ▪ betriebliche Erfolgskontrolle hinsichtlich Einhaltung des Berufsbilds	Dito	Dito
5	**Inputs**			
5.1	Infrastruktur und Ressourcen	▪ Ausbildungsplan ▪ sachliche und räumliche Ausstattung (Betrieb, Skills Lab, Schulungsräume, (Lern-)Materialien, etc.) ▪ fachliche und didaktische Qualifikation der Pädagogen und Praxisanleiter ▪ finanzielle und personelle Ressourcen des Betriebs (z.B. Verhältnis von Ausbildungspersonal zu Auszubildenden)	Dito	Dito
6	**Incomes**			
6.1	Vorerfahrung und Wissen der potenziellen Auszubildenden	▪ Kenntnisse und Fertigkeiten der potenziellen Auszubildenden ▪ angemessene Berufsorientierung	Dito	Dito

	Kennziffer	Elemente, Beispiele, Fragestellungen...	Wer liefert wem?	Dokument
		Qualitätsdimensionen und -elemente in der betrieblichen Ausbildung		
7	**Struktur**			
7.1	Bedingungen im Ausbildungsbetrieb	▪ Ausbildungsmotiv und -verhalten / Stellung der Ausbildung beim Träger der praktischen Ausbildung ▪ Ausbildungserfahrung Betrieb ▪ Ausbildungserfahrung Ausbilder/Ausbildung-leitung ▪ haupt-/nebenberufliche Ausbilder ▪ verlässliche und angemessene Aufnahmekriterien und -verfahren ▪ Kommunikation/Zusammenarbeit mit Eltern ▪ Kommunikation/Zusammenarbeit zwischen Träger der praktischen Ausbildung und Schule ▪ ggf. Kooperation mit anderen Betrieben im Ausbildungsverbund, etwa im Rahmen der generalistischen Pflegeausbildung	QM/SL ➜ zSL	Aus-bildungs-qualität
8	**Kontext**			
8.1	gesetzliche Vorgaben	▪ Berufsbilder und Prüfungsordnungen ▪ Verfahren der Definition beruflich relevanter Ausbildungsinhalte ▪ Ausbildungsziel ▪ Qualifikation der Ausbilder ▪ Curricula etc. der schulischen Lernprozesse ▪ Verantwortlichkeit hinsichtlich Qualitätssicherung	Dito	Dito
8.2	öffentliche Budgets	▪ aktuelle und geplante Finanzmittel	Dito	Dito
8.3	Anreizsysteme für Träger der praktischen Ausbildung	▪ monetäre Förderung ▪ fiskalische Erleichterungen ▪ Auszeichnungen ▪ Möglichkeiten zur Öffentlichkeitsarbeit	Dito	Dito
8.4	Image der Ausbildung	▪ Durchlässigkeit im gesamten Bildungssystem	Dito	Dito
8.5	Ausbildungsplatzsituation	▪ Quantität ▪ Gender-Aspekte	Dito	Dito

Literaturverzeichnis

Baier, Peter: Praxishandbuch Controlling. Controlling-Instrumente, Unternehmensplanung und Reporting. München 2008.

Bomball, Jaqueline u.a.: Imagekampagne für Pflegeberufe auf der Grundlage empirisch gesicherter Daten. Einstellungen von Schüler/innen zur möglichen Ergreifung eines Pflegeberufs. Ergebnisbericht. Bremen 2010, S. 12. Online im Internet: https://www.ipp.uni-bremen.de/uploads/IPPSchriften/ipp_schriften05.pdf [Datum des Zugriffs: 2023-02-01]

Bosch, Robert: Diese 4+1 Dimensionen machen Unternehmen gesünder. Online im Internet: https://www.linkedin.com/pulse/diese-41-dimensionen-machen-unternehmen-gesünder-robert-bosch/ [Datum des Zugriffs: 2023-02-21].

Brüggemeier, Martin: Kennzahlen für nicht-kommerzielle Weiterbildungseinrichtungen. In: Hans-Joachim Schuldt (Hrsg.). Mit Kennzahlen arbeiten. Bonn 1998. Online im Internet: https://www.die-bonn.de/esprid/dokumente/doc-1998/schuldt98_01.pdf [Datum des Zugriffs: 2023-02-24].

Buer, Jürgen van: Bildungscontrolling. In: Felix Rauner (Hrsg.): Handbuch Berufsbildungsforschung, Bielefeld 2006, S. 435-440.

Bundesakademie für öffentliche Verwaltung (Hrsg.): Bildungscontrolling in der Bundesverwaltung. Materialband: Kennzahlenbasiertes Fortbildungscontrolling. Brühl 2007. Online im Internet: https://www.bakoev.bund.de/SharedDocs/Downloads/LG_1/PG BC/Kennzahlen.pdf?__blob=publicationFile&v=1 [Datum des Zugriffs: 2023-02-24].

Bundesagentur für Arbeit (Hrsg.): Nationaler Pakt für Ausbildung und Fachkräftenachwuchs – Kriterienkatalog zur Ausbildungsreife. Nürnberg 2009. Online im Internet: https://www.arbeitsagentur.de/datei/dok_ba015275.pdf [Datum des Zugriffs: 2023-02-01].

Bundesministerium für Arbeit und Soziales (Hrsg.): Die DIN ISO 26000. Leitfaden zur gesellschaftlichen Verantwortung von Organisationen – Ein Überblick. Berlin 2011. Online im Internet: https://www.bmas.de/SharedDocs/Downloads/DE/Publikationen/a395-csr-din-26000.pdf [Datum des Zugriffs: 2023-02-04].

Dohmen, Dieter, Tamara Bayreuther, Matthias Sandau: Monitor Ausbildungschancen 2023 – Gesamtbericht Deutschland. Bertelsmann Stiftung (Hrsg.). Gütersloh 2023, S. 6. Online im Internet: https://dx.doi.org/10.11586/2022149 [Datum des Zugriffs: 2023-02-01].

Ehlers, Ulf-Daniel: Future Skills. Lernen der Zukunft – Hochschule der Zukunft. Wiesbaden 2020. Online im Internet: https://link.springer.com/content/pdf/10.1007/978-3-658-29297-3.pdf [Datum des Zugriffs: 2023-02-23].

Eiff, Winfried von und Kerstin Stachel: Professionelles Personalmanagement. Erkenntnisse und Best-Practice-Empfehlungen für Führungskräfte im Gesundheitswesen. Wegscheid 2006.

Enderle, W.: Bildungscontrolling. Die fünf Phasen der Wertschöpfungskette Bildung. In: Bankinformation und Genossenschaftsforum 7 (1995), S. 29-33.

Esmailzadeh, Annahita u.a. (Hrsg.): GenZ für Entscheider:innen. Frankfurt und New York 2022.

Euler, Dieter: Qualitätsentwicklung in der Berufsausbildung. Bonn 2005 (Materialien zur Bildungsplanung und zur Forschungsförderung; 127). Online im Internet: https://www.pedocs.de/volltexte/2008/331/pdf/heft127.pdf [Datum des Zugriffs: 2023-02-26].

Fischer, Lukas: Personas vs Marktsegmente vs Zielgruppen. Online im Internet: https://www.netnode.ch/blog/personas-vs-marktsegmente-vs-zielgruppen [Datum des Zugriffs: 2023-02-06].

Friday Pulse: The Future Of Employee Engagement: The Case For The Happiness KPI™. Online im Internet: https://fridaypulse.com/whitepapers/the-future-of-employee-engagement-the-case-for-the-happiness-kpi/ [Datum des Zugriffs: 2023-02-21].

Geißler, Harald: Bildungscontrolling, in: Franz-Josef Kaiser und Günter Pätzold (Hrsg.): Wörterbuch Berufs- und Wirtschaftspädagogik, Bad Heilbrunn 2006.

Gladen, Werner: Performance Measurement. Controlling mit Kennzahlen. Wiesbaden 2011.

Graf, Rainer und Sabrina Link: Akademisches Berichtswesen. Eine neue Herausforderung für Hochschulen. In: Zeitschrift für Controlling & Management 6 (2010), S. 375-379.

Groll, Karl-Heinz: Das Kennzahlensystem zur Bilanzanalyse. München und Wien 2004.

Hanft, Anke: Bildungs- und Wissenschaftsmanagement. München 2008.

Hartmann, Mario: Bildungscontrolling. Ein Konzept zur Optimierung der betrieblichen Weiterbildung? Adäquanz betrieblicher Weiterbildungsinhalte zur Zielerreichung der beteiligten Akteure im Volkswagen-Konzern? München 2010.

Haubrock, Manfred und Walter Schär (Hrsg.): Betriebswirtschaft und Management im Krankenhaus. 3., vollständig überarb. u. erw. Aufl. Bern u.a. 2002.

Heinrichs, Werner: Hochschulmanagement. München 2010.

Hovestadt, Gertrud und Thomas Bechmann: Corporate Universities. Ein Überblick. Rheine 2010. Online im Internet: https://www.boeckler.de/pdf/mbf_netzwerke_corporate_unis.pdf [Datum des Zugriffs: 2023-02-04].

Hudson, Sharon: Personas vs. Stakeholders. Online im Internet: https://www.linkedin.com/pulse/personas-vs-stakeholders-sharon-hudson/ [Datum des Zugriffs: 2023-02-06].

Hungenberg, Harald: Strategisches Management in Unternehmen. Ziele – Prozesse – Verfahren. 6., überarb. Aufl. Wiesbaden 2011.

Hutter, Carolyn: Nachhaltigkeitsstrategieentwicklung. Das Spannungsfeld von Unternehmen und Stakeholdern in der automobilen Unternehmenspraxis. Wiesbaden 2012.

Kappler, Ekkehard: Controlling und Ästhetik. In: Kostenrechnungspraxis 6 (2002), S. 377-386.

Ders.: Controlling. Eine Einführung für Bildungseinrichtungen und andere Dienstleistungsorganisationen. Münster u.a. 2006.

Ders.: Controlling in Bildungseinrichtungen. 8. Aufl. Oldenburg 2013.

Krekel, Elisabeth M. und Beate Seusing (Hrsg.): Bildungscontrolling – ein Konzept zur Optimierung der betrieblichen Weiterbildung, Bielefeld 1999.

Küpper, Hans-Ulrich: Controlling. Konzeption, Aufgaben, Instrumente. 4. Aufl. Stuttgart 2005.

Landsberg, Georg von und Reinhold Weiß (Hrsg.): Bildungs-Controlling. Stuttgart 1995.

Lixenfeld, Christian: Neue Anforderungen für Controller Die heimlichen Co-Piloten. In: Handelsblatt (18.12.2007). Online im Internet: https://www.handelsblatt.com/unternehmen/management/neue-anforderungen-fuer-controller-die-heimlichen-co-piloten/2906866.html (Datum des Zugriffs: 2023-02-05).

Lohmar, Guido: Ausbildungsqualität mit Steuerungsindikatoren sichern. In: Karlheinz Schwuchow und Joachim Gutmann (Hrsg.): Jahrbuch Personalentwicklung 2006. München 2006, S. 305-311.

März, Lara: New Work. Der Mensch rückt in den Mittelpunkt. Online im Internet: https://www.cgi.com/de/de/blog/future-work/new-work-mensch-rueckt-in-mittelpunkt [Datum des Zugriffs: 2023-02-21].

Online-Verwaltungslexikon: Kennzahl(en), Kennzahlenwert, Indikator. Online im Internet: https://www.olev.de/k/kennz.htm [Datum des Zugriffs: 2023-02-24].

Pelz, Bernd F. und Regina Mahlmann: Erfolgsplanung KMU. Souveräne Unternehmensführung durch systemische Erneuerung. Ein Instrument für die Praxis. Leonberg 2006.

Peterjohann, Horst: Personas. Anforderungen aus typischen Nutzerprofilen ableiten. Online im Internet: https://www.peterjohann-consulting.de/personas/ [Datum des Zugriffs: 2023-02-06].

Preißler, Peter R.: Betriebswirtschaftliche Kennzahlen. Formeln, Aussagekraft, Sollwerte, Ermittlungsintervalle. München 2008.

Preißner, Andreas: Erfolgsrechnung und -analyse. München 2003.

Pressekonferenz Siemens „The E-Driven Company", 10.10.2000, München.

PricewaterhouseCoopers LLP (Hrsg.): Guide to key performance indicators. Communicating the measures that matter. o. O. 2007. Online im Internet: https://www.pwc.com/gx/en/audit-services/corporate-reporting/assets/pdfs/uk_kpi_guide.pdf [Datum des Zugriffs: 2023-02-22]

Promberger, Kurt und Franziska Cecon: Bildungscontrolling. Innsbruck 2005 (=Working Paper 20/2005). Online im Internet: https://ams-forschungsnetzwerk.at/downloadpub/bildungscontrolling_working_paper_nr_20-2005.pdf [Datum des Zugriffs: 2023-02-24]

Schels, Ignatz: Geschäftszahlen visualisieren mit Excel 2010. Management-Charts für Controller, Projekt- und Personalleiter. München 2012.

Schinck, Kerstin und Winfried Felser: Fünf Lackmus-Tests für Ihre »WE« Kultur. Online im Internet: https://de.linkedin.com/pulse/fünf-lackmus-tests-für-ihre-wewir-kultur-kerstin-schinck [Datum des Zugriffs: 2023-02-24].

Schlögl, Peter, Judith Proinger und Regine Wieser: Qualität der Lehrlingsausbildung. Expertise zur Definition von Qualitätsdimensionen, Recherche von internationalen Good Practice-Beispielen sowie der Erarbeitung von Handlungsansätzen. Wien 2010. Online im Internet: https://emedien.arbeiterkammer.at/viewer/api/v1/records/AC12113965/files/sour ce/AC12113965.pdf [Datum des Zugriffs: 2023-02-26].

Schöni, Walter: Bildungscontrolling. In: Michael Gessler (Hrsg.): Handlungs-felder des Bildungsmanagements. Ein Handbuch. Münster 2009, S. 315-344.

Ders.: Handbuch Bildungscontrolling: Steuerung von Bildungsprozessen in Unternehmen und Bildungsinstitutionen. Zürich 2009.

Schröder, Martin: Der Generationenmythos. In: Kölner Zeitschrift für Soziologie und Sozialpsychologie 79 (2018), S. 469-494.

Schübbe, Fred: Personalkennzahlen. Vom Zahlenfriedhof zum Management-Dashboard. Norderstedt 2011.

Seiter, Mischa, Caroline Rosentritt und Sabrina Link: Gestaltung des Berichts-wesens an Hochschulen. In: Wissenschaftsmanagement 3 (2011), S. 20-25. Online im Internet: https://www.wissenschaftsmanagement.de/dateien/dateien/schwerpunkt/downloa ddateien/wim_2011_03_mischa_seiter_caroline_rosentritt_sabrina_link_gestaltu ng_des_berichtswesens_an_hochschulen.pdf [Datum des Zugriffs: 2023-02-24].

Slater, Jeff: What Gets Measured Gets Done. Online im Internet: https://www.isixsigma.com/community/blogs/what-gets-measured-gets-done/ [Datum des Zugriffs: 2023-01-31].

Tableau Foundation: Die Definition von Vanity Metrics (und woran sie zu erkennen sind). Online im Internet: https://www.tableau.com/de-de/learn/articles/vanity-metrics [Datum des Zugriffs: 2023-02-22].

teamazing GmbH: Was bedeutet KPI? Online im Internet: https://www.teamazing.de/was-bedeutet-kpi/ [Datum des Zugriffs: 2023-02-06].

Tropp, Gerhard: Kennzahlensysteme des Hochschul-Controlling. Fundierung, Systematisierung, Anwendung. München 2002. Online im Internet: https://www.ihf.bayern.de/uploads/media/ihf_studien_hochschulforschung-63.pdf [Datum des Zugriffs: 2023-02-24].

Weber Jürgen und Utz Schäffer: Einführung in das Controlling. 11. Aufl. Stuttgart 2008.

Weick, Karl E.: Educational Organizations as Loosely Coupled Systems. In: Administrative Science Quarterly 21 (1976), S. 1-19.

Weiß, Reinhold: Bildungscontrolling: Wunderwaffe oder Damoklesschwert? In: Karlheinz Schwuchow und Joachim Gutmann (Hrsg.): Jahrbuch Personalentwicklung 2006. München 2006, S. 267-276.

Widmayer, Frank: Kann man eine New Work Kultur so einfach messen? . Online im Internet: https://frank-widmayer.de/2017/01/04/kann-man-eine-new-work-kultur-so-einfach-messen/ [Datum des Zugriffs: 2023-02-24].

Wirth, Ulrich: The Unleashed Vocational School. Best Practice in the Context of Education Policy and the Democraphic Shift in Germany. In: Proceedings of XVI. Congress of International Federation of Health Records Organizations (IFHRO). Milano 2010.

Ders.: Wer Content sät… Bildungsmarketing 2.0 – Nachwuchssicherung durch Inbound Marketing. In: mdi – Forum der Medizin_Dokumentation und Medizin_Informatik 4 (2013), S. 144-147.

Ders.: Anreize schaffen! Mit Zielvereinbarungen Gesundheitsfachschulen innovativ machen und zur Fachkräftesicherung beitragen. Norderstedt 2014.

Ders.: Physiologie der Un-Konferenz oder Lernen 2.0-Veranstaltungsformate im Unternehmenskontext. Norderstedt 2014.

Ders.: Wieviel New Work steckt in der Ausbildung von Gesundheitsfachberufen – Ein Erfahrungs- und Praxisbericht aus einer Universitätsklinik. In: Patrick Merke (Hrsg.): New Work in Healthcare. Die neue und andere Arbeitskultur im Gesundheitswesen. Berlin 2022, S. 145-152.

Zapp, Winfried und Julia Oswald: Controlling-Instrumente für Krankenhäuser. Osnabrück 2009.

Ders. (Hrsg.): Kennzahlen im Krankenhaus. Osnabrück 2010.

Zedler, Reinhard: Aufgabe von Ausbildungsbetrieben und Berufsschulen. Qualität der Ausbildung sichern und fördern. In: Wirtschaft und Berufserziehung 10 (2010), S. 20-24.

Ders.: Ausbildungscontrolling – ein Konzept für die Praxis. In: Günter Cramer, Stefan F. Dietl und Hermann Schmidt (Hrsg.): PersonalAusbilden: Das aktuelle Nachschlagewerk für Praktiker. Loseblatt-Sammlung, 62. Erg.-Lfg. Köln 2011, S. 1-24.

Zelazny, Gene: Wie aus Zahlen Bilder werden. Der Weg zur visuellen Kommunikation – Daten überzeugend präsentieren. Heidelberg 2006.

Z_Punkt (Hrsg.): Megatrends Update. Online im Internet: https://www.yumpu.com/de/document/view/10462121/20-megatrends-update-z-punkt [Datum des Zugriffs: 2023-02-22]

Bisher vom Autor erschienen:

Ulrich Wirth:

Anreize schaffen! Mit Zielvereinbarungen Gesundheitsfachschulen innovativ machen und zur Fachkräftesicherung beitragen. Norderstedt 2014, 72 Seiten, 12,90 Euro

ISBN: 978-3-7357-8663-0

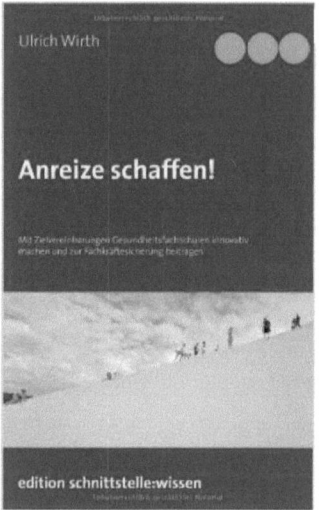

Die Zielvereinbarung ist ursprünglich eine Führungstechnik, bei der sich Führungskraft und Mitarbeiter auf Ziele einigen, die im Unternehmen erreicht werden sollen. Seit Peter F. Drucker diese Methode als »Management by Objectives« eingeführt hat, sind Zielvereinbarungen ein fester Bestandteil der Managementlehre. Die Managementpraxis haben sie hingegen noch nicht vollständig durchdrungen. Insbesondere der Aus- und Weiterbildungssektor hinkt hinterher.

Diese Lücke will der Autor mit seinem Buch schließen: Er zeigt, wie sich Zielvereinbarungen und Finanzierungsformeln als Anreiz- und Belohnungssysteme für Aus- und Weiterbildungsbildungseinrichtungen fruchtbar machen lassen. Dass der Fokus auf Gesundheitsfachschulen liegt, ist dem beruflichen Hintergrund des Autors als langjähriger Bildungsmanager im Gesundheitssektor gezollt.

In vielen Schulen herrscht akuter Handlungsbedarf:

- Pädagogen versuchen, in einem innovationshinderlichen Klima das Beste für die Auszubildenden zu schaffen und für sich selbst eine Nische im System zu finden;
- Schulleitungen verkennen ihre Rolle als Dienstleister, pflegen stattdessen ihre Bereichsegoismen, wollen oder können nicht die Unternehmenssicht einnehmen;

- Geschäftsführungen, Vorstände und Aufsichtsräte unterschätzen die Rolle des betrieblichen Bildungsmanagements bei der Bewältigung des Fachkräfte-mangels.

Auf der Strecke bleiben alle Beteiligten: die Auszubildenden, weil Ausbildung hinter ihren Möglichkeiten bleibt; die Mitarbeiter, die auf dem schmalen Grat zwischen Bore-out und Burn-out wandeln; die Klinik, der die neuen Mitarbeiter ausbleiben, was mit enormen Anstrengungen verbunden ist, nicht zuletzt finanzieller Art.

Veränderung tut not. Dabei gäbe es durchaus genügend Möglichkeiten, diesen Change-Management-Prozess anzugehen. Ein Anreiz- und Belohnungssystem beruhend auf Zielvereinbarungen und Finanzierungsformeln wäre ein solcher Aufbruch. Darum geht es in diesem Buch, das sich als Handreichung für den Praktiker versteht, der ein Anreizsystem etablieren will oder muss. Der Autor zeigt zunächst, warum es eines Anreizsystems bedarf, welche Möglichkeiten Zielvereinbarungen und Finanzierungsformeln eröffnen, auf welcher Grundlage sich diese Mittelvergabemodelle überhaupt entwerfen lassen, damit sie gesamt-systemisch sinnhaft und konsensfähig sind, und wo die Fallstricke lauern.

Ulrich Wirth:

Physiologie der Un-Konferenz oder Lernen 2.0-Veranstaltungsformate im Unternehmenskontext. Norderstedt 2014, 76 Seiten, 14,90 Euro

ISBN: 978-3-7357-8663-0

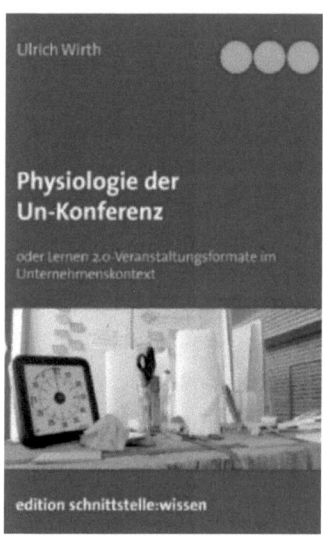

Selbstorganisierte und kollaborative Lernprozesse werden zukünftig noch stärker das betriebliche Lernen bestimmen. Personalentwicklung wird sich darauf einzustellen haben, und es sieht so aus, als hätten speziell die Großen reagiert, denn schon heute experimentieren Unternehmen mit Lernen 2.0-Formaten. Konzerne wie die Deutsche Telekom AG, Credit Suisse und IBM nutzen insbesondere Un-Konferenzen wie Barcamps seit Jahren sehr erfolgreich für ihr betriebliches Bildungsmanagement. Doch auch *kleine und mittlere Unternehmen (KMU)* und selbst *Non-Profit-Organisationen (NPOs)* können von diesem und weiteren aus berufspädagogischer Sicht lern- und kompetenzförderlichen Veranstaltungsformaten profitieren.

Warum eignen sich aus der Vielzahl der Lernen 2.0-Formate gerade Barcamps, cMOOCs und World Cafés für die betriebliche Bildungsarbeit, die der Autor als Einheit von Organisationsentwicklung, Personalentwicklung und Berufsbildung versteht? Und für wen eignen sich solche progressiven Lehr-Lernformen? Etwa nur für die auf dem Arbeitsmarkt heiß umkämpfte Gruppe der »Digital Natives«, der »Generation Y«, »Net Generation«, »Millenials« oder wie auch immer die Generation der nach 1980 Geborenen genannt wird? Oder auch für die »Digital Immigrants«, die nach wie vor in vielen KMU die Mehrheit aller Beschäftigten stellen?

Diese und weitere Fragen diskutiert der Autor aus der Perspektive des operativen, strategischen und normativen Bildungsmanagements.